Ingrid Baisse
Priscilla Luthringer

YOGA MIT DEM STUHL

Bibliografische Information der Deutschen Nationalbibliothek
Die Deutsche Nationalbibliothek verzeichnet diese Publikation in der Deutschen Nationalbibliografie. Detaillierte bibliografische Daten sind im Internet über https://dnb.de abrufbar.

Für Fragen und Anregungen
info@m-vg.de

Wichtiger Hinweis
Dieses Buch ist für Lernzwecke gedacht. Es stellt keinen Ersatz für eine individuelle medizinische Beratung dar und sollte auch nicht als solcher benutzt werden. Wenn Sie medizinischen Rat einholen wollen, konsultieren Sie bitte einen qualifizierten Arzt. Der Verlag und die Autorinnen haften für keine nachteiligen Auswirkungen, die in einem direkten oder indirekten Zusammenhang mit den Informationen stehen, die in diesem Buch enthalten sind.

Ausschließlich zum Zweck der besseren Lesbarkeit wurde auf eine genderspezifische Schreibweise sowie eine Mehrfachbezeichnung verzichtet. Alle personenbezogenen Bezeichnungen sind somit geschlechtsneutral zu verstehen.

2. Auflage 2025

Türkenstraße 89
80799 München
Tel.: 089 651285-0

Die französische Originalausgabe erschien 2023 bei Éditions Grancher unter dem Titel *Mon Yoga, ma chaise et moi: 11 séries thématiques et 55 postures pour une pratique accessible à tous.*

Übersetzung: Wiebke Krabbe
Redaktion: Sarah Holzwarth
Umschlaggestaltung: Manuela Amode
Umschlagabbildung und Illustrationen im Innenteil: Suzy Hô
Layout und Satz: Lara Nelles (schere.style.papier), München
Druck: Florjancic Tisk d.o.o., Slowenien
Printed in the EU

ISBN Print 978-3-7423-2681-2
ISBN E-Book (EPUB, Mobi) 978-3-7453-2445-7

Ingrid Baisse
Priscilla Luthringer

YOGA MIT DEM STUHL

Einfache Flows für Energie, Konzentration, Entspannung und Wohlbefinden

riva

INHALT

DIE FLOWS

VORWORT

Yoga ist eine sehr alte und umfassende Lebenskunst, die ihren Ursprung in Indien hat. Es ist eine vorwiegend spirituelle Disziplin und umfasst Gesundheit, Ernährung, Atmung, Meditation und spezielle Körperhaltungen (Asanas). Seit einigen Jahrzehnten haben sich modernere Formen des Yoga auch im Westen etabliert.

Modernes Yoga konzentriert sich nur auf einen Teil der ursprünglichen Bestandteile, doch wie die Urform geht es im Wesentlichen um einen ganzheitlichen (holistischen) Zugang zum physischen Körper und seinen Energien.

Yoga hat sich im Westen nicht nur durch die Zunahme von Yogastudios etabliert, sondern wird auch in Volkshochschulen oder Sportvereinen unterrichtet. Die Kursangebote umfassen viele verschiedene Yogarichtungen (Hatha, Vinyasa, Ashtanga, Yin, Iyengar), um den unterschiedlichen Erwartungen der Teilnehmer gerecht zu werden (Lockerung, Mobilität, Stärkung, Entspannung, Körperhaltung). Allen gemeinsam ist das Ziel, das Wohlbefinden zu verbessern und Körper und Geist wieder in Einklang zu bringen.

Manchmal ist die Wirkung unmittelbar zu spüren, beispielsweise wenn durch eine Asana oder Atemübung Beschwerden (wie Rückenverspannung, Kopfschmerzen) gelindert oder Ressourcen (Energie, Konzentration und so weiter) aktiviert werden. Dauerhaft ist die Wirkung, wenn Yoga zu einer Lebensweise wird.

Der größte Vorteil von Yoga ist, dass es sich für alle Menschen eignet. Stuhlyoga wurde beispielsweise ursprünglich für Senioren und Menschen mit eingeschränkter Mobilität entwickelt, aber auch zur Rehabilitation. Es eignet sich perfekt für die Rekonvaleszenz oder die Wiederaufnahme von Bewegungsübungen.

Die Unterstützung durch den Stuhl bewirkt, dass sich die Übungen leicht anpassen lassen. Bewegungen und Haltungen fallen leichter, sind komfortabler, und vor allem wächst das Vertrauen in die eigenen Fähigkeiten.

Wegen der geringen Kosten wurde Stuhlyoga zuerst in Senioreneinrichtungen praktiziert. Später wurde es auch in der Arbeitswelt populär, wo es zur Entspannung und Korrektur von ungesunden Körperhaltungen aufgrund von Bildschirmarbeit eingesetzt wird.

Außerdem erfordern diese sanften Übungen keine spezielle Kleidung. Die Übungen sind selten sehr intensiv, man kommt nicht ins Schwitzen. Oft genügt es, den Hosenknopf zu öffnen und die Schuhe auszuziehen, um es bequemer zu haben.

Ein weiterer Vorteil ist, dass Stuhlyoga fast überall durchgeführt werden kann. Und durch die Verwendung eines ganz alltäglichen Stuhls können auch Einsteiger die Vorteile der traditionellen Yogahaltungen kennenlernen.

Der größte Vorteil von Yoga mit einem Stuhl besteht aber darin, dass Menschen noch mit 70 Jahren oder nach einer Rehabilitationsmaßnahme damit beginnen können.

In der westlichen Welt verbringen die meisten Menschen den Großteil ihres Tages sitzend auf einem Stuhl. Physiotherapeuten, Sportlehrer und Trainer wissen aber, dass sitzende Tätigkeiten für eine schlechte Körperhaltung, Muskelverspannungen und Durchblutungsstörungen verantwortlich sind.

Wie wäre es, den überall zugänglichen Stuhl einmal für etwas zu benutzen, das all diesen Beschwerden entgegenwirkt?

Wenn wir uns heute nach einem Moment der Entspannung sehnen, neigen wir normalerweise dazu, uns hinzusetzen, um innezuhalten, zu atmen und zu fühlen. Sobald wir an einem Ort ankommen, suchen wir nach einem Sitzplatz (Verkehrsmittel, Wartezimmer, Aussichtspunkt oder Restaurant). Unser Körper ist aber grundsätzlich zum Stehen und Gehen oder Laufen geschaffen. Aber wir können auch den Stuhl zu unserem Vorteil nutzen.

Die uns so vertraute Sitzhaltung auf einem Stuhl ermöglicht es uns, auf einfachste Weise wieder ein Gefühl für unseren Körper zu bekommen, weil wir kein Ziehen, kein Unbehagen und keine Muskelanstrengung verspüren. All das kann sich aber bei einer der bekanntesten Yogahaltungen einstellen, dem Schneidersitz. Er stellt für Muskeln und Beweglichkeit eine Herausforderung dar, der viele Menschen nicht gewachsen sind. Sie finden in dieser Haltung nicht die gewünschte Entspannung. Der Stuhl hilft dabei, Yoga auf die einfachste Art zu erlernen und das Gefühl für den eigenen Körper zu verbessern.

EIN STUHL UND VIELE THEMEN

Die einfachen Flows in diesem Buch sind so aufgebaut, dass sie jedem ermöglichen, zu mehr Energie, Konzentration, Entspannung und Wohlbefinden zu finden. Ganz wichtig ist dabei, dass es um DICH geht. Die Übungen zielen in erster Linie auf die Verbesserung DEINES Wohlbefindens ab. Es geht um DEIN Gefühl in der jeweiligen Asana, DEIN Befinden und DEINE augenblicklichen Bedürfnisse. Wir möchten dir dabei helfen, ein Gespür für deine Wünsche und Grenzen zu entwickeln und dein Selbstbewusstsein Tag für Tag zu stärken.

Wir haben für dieses Buch Übungseinheiten entwickelt, die dir ohne starre Regeln helfen sollen, ein besseres Gefühl für dich selbst zu entwickeln. Wir möchten dich behutsam dazu anleiten, in dich selbst hineinzuhören und dich von jeglicher Konkurrenz – mit anderen oder deinen eigenen Ansprüchen – zu lösen.

Die thematischen Übungssequenzen zielen darauf ab, eine Harmonie von Körper und Geist zu erreichen, dich selbst besser kennenzulernen und deine eigenen Ressourcen ans Licht zu bringen.

Dabei ist es sehr wichtig, dich selbst zu spüren, also auf deinen Körper, deine Bedürfnisse und Grenzen zu hören, im richtigen Moment innezuhalten und eventuell Hilfsmittel zur Hand zu nehmen, um die Übung auf deine Bedürfnisse abzustimmen.

Die thematischen Übungssequenzen orientieren sich an typischen Bedürfnissen, die sich im Laufe eines Tages oder im Laufe des Lebens einstellen können. Sie umfassen verschiedene Übungen und Haltungen, die auf das jeweilige

Thema zugeschnitten sind, aber an die Umgebung und die körperlichen Fähigkeiten des Einzelnen angepasst sind.

Die elf Themensequenzen sind in einer logischen, ganzheitlich orientierten Reihenfolge angeordnet:

- Die ersten drei zielen darauf ab, besseren Zugang zu den eigenen Gefühlen zu finden und sich neu auszurichten.
- In den beiden Folgenden geht es um Entspannung und die Beseitigung von körperlichen, geistigen und emotionalen »Giftstoffen«.
- Die letzten Flows stärken die Regeneration und das Gleichgewicht, und sie helfen, die eigenen Stärken und Ressourcen zu erkennen.

Jeder Flow dauert etwa 30 Minuten. Er beginnt mit einer Übung, die dich erdet. Dann folgen vier Asanas, die sich am therapeutischen Ziel des Flows orientieren. Am Ende jedes Flows wird eine passende Meditation in Form einer Audiodatei angeboten. Scanne einfach den QR-Code und lasse dich von der Stimme tragen. Nutze diesen Moment, um dich ganz auf dich selbst zu besinnen.

Du kannst jede Sequenz oder Übung auch mehrmals wiederholen, wenn du das Gefühl hast, dass du dein Ziel noch nicht erreicht hast.

Selbstverständlich kannst du dich auch von den vorgeschlagenen Zielen oder Absichten lösen und in jeder Asana deiner eigenen Intuition folgen.

WO UND WANN?

Höre in dich hinein und achte darauf, was dein Körper und dein momentanes Energielevel verlangen. Übe eine Sequenz oder wiederhole sie, wenn du das Gefühl hast, mehr für dich tun zu wollen. Nimm dir ruhig auch die Freiheit, dich auf eine einzelne Übung oder Asana zu beschränken, die sich auf ein unmittelbares Bedürfnis konzentriert.

Die erste und wichtigste Haltung besteht darin, einfach nur zu sitzen, den Körper zu spüren, ihm zuzuhören und ihn atmen zu lassen.

Beim Stuhlyoga geht es vor allem darum, wieder ein Gefühl für den Körper zu bekommen, der gelitten hat, unter Spannung steht oder mit der Zeit schlaff geworden ist. Wir sollten nie vergessen, dass unser Körper unser irdisches Gefährt ist. Stuhlyoga wird dir helfen, wieder Freundschaft mit deinem Körper zu schließen.

Es liegt uns am Herzen, dich auf diesem persönlichen Weg bestmöglich zu begleiten. Darum sind alle Übungen so konzipiert, dass sie sich dem Zustand und den Wünschen jedes Einzelnen in jedem Moment anpassen lassen. Wichtig ist, dass du auf dich selbst hörst und die Intensität auf deine Empfindungen abstimmst, denn niemand kann deinen Körper und deine Empfindungen besser beobachten als du selbst.

Du kannst jederzeit üben (nach dem Aufwachen, mitten am Tag oder vor dem Schlafengehen), die Zeitdauer selbst bestimmen (fünf Minuten oder eine Stunde) und den Ort frei wählen (zu Hause, im Büro, unterwegs). Mit ein bisschen Fantasie ist so viel möglich.

Wir wünschen dir viel Freude bei deinem Yoga mit dem Stuhl!

GRUND-
PRINZIPIEN

Ganz wichtig ist es, deinen eigenen Rhythmus, dein Leistungsniveau und deine momentanen Empfindungen wahrzunehmen und zu respektieren.

Die folgenden Grundprinzipien sollen dir dabei helfen, optimal von den Übungen zu profitieren.

BEWUSSTSEIN

Bewusstsein ist die unmittelbare Kenntnis, die jeder von uns von seiner eigenen Existenz und der Außenwelt hat. Wenn man sich dessen bewusst ist, was man tut, und zwar in dem Moment, in dem man es tut, kann man sich besser konzentrieren und jede Handlung kraftvoller und effizienter gestalten. Das ist die Kraft des Gedankens oder der Absicht.

In Bezug auf Yoga bedeutet das:

- Achte darauf, wie du dich in den einzelnen Haltungen fühlst, und verändere sie, wenn du dich unwohl fühlst.
- Lege zwischen den einzelnen Bewegungen, Asanas oder Abläufen Pausen ein. Beobachte, wie sie sich auf Körper und Geist auswirken.
- Schließe möglichst die Augen, um deine Empfindungen besser wahrnehmen zu können.
- Stelle dir die Körperteile, die gerade aktiv sind, konkret oder bildlich vor. Du kannst dir zum Beispiel das Zwerchfell in seiner Funktion vorstellen, aber auch als Regenschirm, der sich beim Einatmen öffnet und beim Ausatmen wieder schließt. Es ist wissenschaftlich erwiesen, dass eine visualisierte Bewegung denselben Nervenimpuls auslöst wie die tatsächlich ausgeführte Bewegung. Dieses Wissen nutzen Spitzensportler, um die Rehabilitation nach einer Verletzung zu beschleunigen.

ATMUNG

Stelle dir einen Tanz zu Musik vor, oder eine Brise, die die Blätter eines Baumes hin- und herbewegt. Die Atmung ist ein wesentlicher Bestandteil des Yoga, ähnlich wie die Melodie, die eine Choreografie begleitet.

Die Nase ist das Organ des Geruchssinns und der Atmung. Sie sorgt dafür, dass die eingeatmete Luft erwärmt, befeuchtet und gefiltert wird. Atme darum bevorzugt durch die Nase, um den Luftstrom besser steuern zu können. Dieser kann entweder intensiv sein, um die Energie zu steigern, oder sanft, um Entspannung zu verbreiten.

Atmen beim Yoga bedeutet:

- Achte bewusst auf lange Atemzüge. Einatmen regeneriert und Ausatmen entlastet.
- Ziehe den Bauchnabel zur Lendenwirbelsäule. Aktiviere beim Ausatmen den Beckenboden, um die Körpermitte zu stärken. Die tiefen Bauchmuskeln sind wichtig für die Haltung und die innere Energie.
- Koordiniere die Atmung mit den Bewegungen. In unseren Übungen werden Bewegungen häufig von einer kraftvollen Ausatmung begleitet.

ERDUNG

Vor jeder Übung ist es wichtig, eine stabile Körperhaltung einzunehmen und sich gut aufzurichten.

Wenn du dich vor der Ausführung einer Asana oder Bewegung in der stabilen Haltung erdest, kannst du besser in dich hineinhorchen und dir deines Körpers und seines Zustands bewusst werden.

Nimm dir darum bedacht vor jeder Übung diesen Moment Zeit, um deinen Körper von oben bis unten zu spüren.

- Die Füße stehen fest auf dem Boden. Je nach Haltung kannst du Yogablöcke unter die Füße legen, um eventuell einige fehlende Zentimeter auszugleichen.
- Die Beine sind hüftbreit geöffnet.
- Das Gesäß ruht auf dem vorderen Bereich der Sitzfläche des Stuhls, damit der Rücken die Lehne nicht berührt.

AUFRICHTUNG

In den meisten Asanas soll die Wirbelsäule aufrecht gestreckt sein, aber nicht steif, denn das kann zu Verspannungen führen. Versuche, den Raum zwischen dem unteren und dem oberen Teil der Wirbelsäule möglichst lang zu machen.

- Kippe das Steißbein nach vorne zwischen die Gesäßhälften, um nur leicht im Hohlkreuz zu sein und den unteren Rücken zu verlängern.
- Ziehe die Schultern tief nach unten, weg von den Ohren. Kippe das Kinn leicht zum Hals, um den Nacken zu verlängern.
- Der Scheitel strebt zum Himmel, als würde er von der Energie des Kosmos angezogen.

HILFSMITTEL

Die vorgeschlagenen Hilfsmittel verbessern die korrekte und intensive Durchführung der Übungen. Sie helfen auch dabei, den Körper in den einzelnen Asanas besser zu spüren. Dadurch können die Haltungen intensiviert und Fehler vermieden werden.

Außerdem helfen sie, den unbekannten körperlichen und geistigen Raum zu erkunden, Ängste und Grenzen zu überwinden, Übungen an den individuellen Körperbau anzupassen und länger in bestimmten Haltungen verharren zu können. Sie fördern die Entspannung und helfen beim Abbau von Spannungen.

Spezielle Yogautensilien sind nicht unbedingt erforderlich, können aber aufgrund ihrer Gestaltung nützlich sein. Wer möchte, kann yogataugliche Gurte, Blöcke oder Bolster in Fachgeschäften, im Internet oder in großen Sportgeschäften erwerben.

- Der Stuhl ist das wichtigste Hilfsmittel für die Übungen in diesem Buch. Er sollte standfest sein und vier separate Beine haben. Stühle mit Rollen sind ungeeignet. Der Stuhl sollte keine Armlehnen haben, weil diese die Bewegungsfreiheit einschränken.
- Der Gurt kann als Verlängerung der Arme verwendet werden. Er hilft, den Körper ohne Kraftaufwand zu dehnen, Haltungen zu intensivieren oder länger zu halten.
- Blöcke dienen dazu, einen Körperteil (Füße, Becken, Hände oder Kopf) stabil anzuheben und so einen Mangel an Flexibilität oder Muskeltonus auszugleichen.
- Ein Bolster hilft durch seine Form und Festigkeit, den Körper zu entspannen und zu öffnen. Er dient auch dazu, Körperteile zu stützen und zu erhöhen – und zwar bequemer als mit Blöcken.
- Eine Decke oder Matte sorgt dafür, dass man auf hartem Untergrund bequemer sitzt oder liegt. Matten gibt es in unterschiedlichen Größen, Formen und Beschaffenheiten, um für eine Bandbreite an Einsatzmöglichkeiten zu sorgen.

Wer keine speziellen Yogautensilien anschaffen möchte, kann sich leicht mit Alltagsgegenständen behelfen:

- Gurt: langer Schal, Bademantelgürtel, Kabel
- Block: Buch, Fußhocker
- Bolster: festes Kissen, aufgerollte Decke
- Matte: Wolldecke, Badehandtuch

Je nachdem, wie bequem die Asanas sind und wie du dich fühlst, kannst du jederzeit weitere Hilfsmittel nach eigenem Bedarf hinzunehmen.

DEINE HALTUNG UND AUFRICHTUNG VERBESSERN

In unserer modernen Gesellschaft nehmen wir fast ununterbrochen eine sitzende und passive Haltung ein (zum Beispiel am Schreibtisch, in Verkehrsmitteln oder bei Fernsehabenden). Mit der Zeit verliert der Rücken an Spannkraft, seine natürlichen Wölbungen verstärken oder verflachen sich, und es kommt zu Verspannungen.

Außerdem werden durch den krummen Rumpf die Eingeweide gequetscht und die Atmung behindert. Dadurch entsteht Stress, der allmählich auf Körper und Geist übergreift.

Diese erste Übungsfolge hilft dir dabei, deine aufrechte Haltung wiederzufinden. Du wirst dir der tragenden Elemente deines Körpers wieder bewusst, richtest deinen Oberkörper hoch auf und gibst ihm neue Spannung.

Wie ein Baum musst du dich dabei fest in der Erde verwurzeln, damit du deine Äste besser in den Himmel strecken kannst.

Ziele der Übungsfolge

- den Oberkörper geschmeidig machen
- gerade Haltung
- bessere Aufrichtung

Nützliche Hilfsmittel

- Stuhl
- Bolster
- Gurt
- Wand

Groß werden

Den Körper vom Kopf bis zu den Füßen spüren und aufrichten

1. Du sitzt auf der vorderen Sitzfläche des Stuhls, die Füße stehen flach auf dem Boden und sind hüftbreit geöffnet. Der Rücken ist natürlich aufgerichtet und berührt die Stuhllehne nicht. Die Handflächen liegen locker auf den Oberschenkeln. Nimm dir Zeit, deine Auflagepunkte (Füße, Gesäß, Hände), deine momentane Gefühlslage und deine natürliche Atmung zu spüren.
2. Tief ausatmen und die Gesäßknochen in den Stuhl drücken. Kippe dabei das Steißbein nach vorne und ziehe den Bauchnabel zur Wirbelsäule. Hebe gleichzeitig den Scheitel zur Decke, senke das Kinn leicht zum Hals und halte die Schultern tief. Einatmend die Spannung etwas lösen.
3. Wiederhole die Übung etwa 10-mal. Spüre dabei, wie Platz zwischen deinen Wirbeln und Bandscheiben entsteht und dein Oberkörper gekräftigt wird.

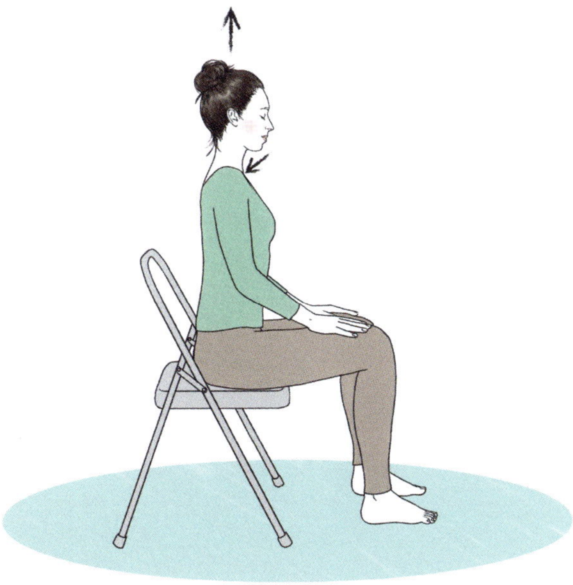

Herabschauender Hund

Dehnung des gesamten Oberkörpers, um Müdigkeit zu vertreiben

1. Du stehst vor der Sitzfläche des Stuhls, der Abstand beträgt etwa 1 Meter. Lege beide Hände auf die vordere Sitzfläche. Der Oberkörper ist parallel zum Boden, die Füße sind hüftbreit geöffnet.
2. Mit der Ausatmung die Hände auf der Sitzfläche nach hinten schieben, die Knie beugen und den Bauch zu den Oberschenkeln senken. Die Gesäßknochen zeigen nach hinten und oben. Die Ohren befinden sich auf Höhe der Oberarme. Das Kinn ist Richtung Hals geneigt, der Nacken gestreckt.
3. Halte die Position etwa 5 Atemzüge. Stelle dir vor, wie der Atem die Verspannungen im Oberkörper wegbläst.
4. Langsam die Hände auf der Sitzfläche wieder nach vorne ziehen und den Rücken Wirbel für Wirbel aufrollen.

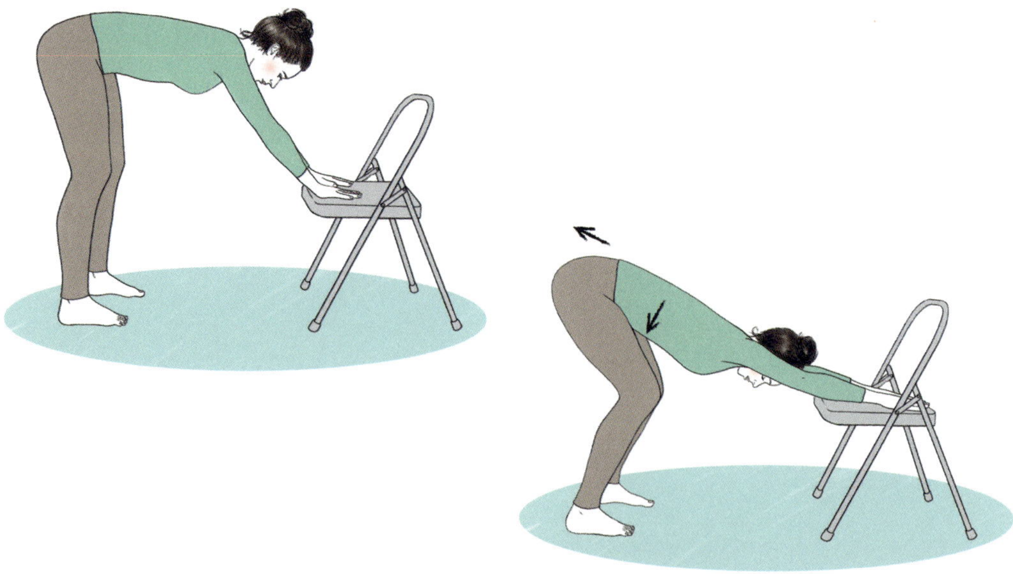

Seitliche Dehnung

Dehnung der Flanken, um Platz im Bauchraum zu schaffen

1. Du sitzt auf der vorderen Sitzfläche. Nimm dir Zeit, dich zu erden. Die Füße sind hüftbreit geöffnet und stehen flach auf dem Boden. Der Rücken ist aufgerichtet und berührt die Stuhllehne nicht.
2. Lege die linke Hand auf die linken Rippen (Daumen nach hinten, die anderen Finger nach vorne). Verlagere das Körpergewicht auf die rechte Gesäßhälfte.
3. Ziehe ausatmend den rechten Arm nach oben und leicht nach links. Spüre deine beiden Flanken und versuche, sie mithilfe der Hand, die die linke Seite stützt, noch mehr zu dehnen.
4. Halte die Position etwa 5 Atemzüge und spüre dabei die Weite in den Flanken. Wechsle die Seiten und wiederhole die Übung.

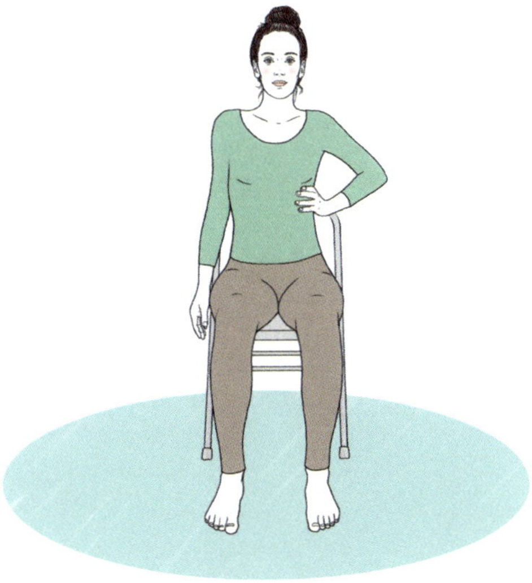

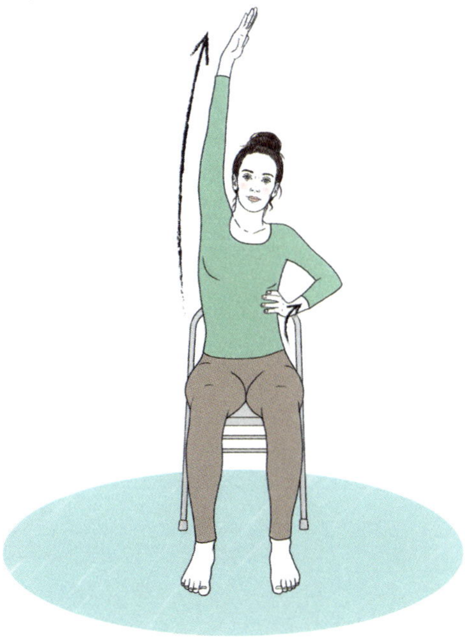

Kuhgesicht

Weitung des Brustraums, Vergrößerung des Atemvolumens

1. Du sitzt verkehrt herum auf dem Stuhl oder rückst soweit von der Lehne weg nach vorne, dass du die Arme hinter dem Rücken gut bewegen kannst. Lege einen Gurt wie den Riemen einer Umhängetasche über die rechte Schulter.
2. Strecke ausatmend den rechten Arm zur Decke, beuge den Ellbogen und greife den Gurt mit der rechten Hand (der rechte Ellbogen zeigt zur Decke).
3. Strecke mit der nächsten Ausatmung den linken Arm zur Seite, beuge den Ellbogen und greife den Gurt mit der linken Hand (der linke Ellbogen zeigt zum Boden).
4. Atme in die Haltung hinein und führe beide Hände in deinem Tempo näher zusammen. Versuche, möglichst ohne ins Hohlkreuz zu kommen, sie zusammenzubringen. Halte die Position 5 Atemzüge. Spüre dabei, wie die Ellbogen in entgegengesetzte Richtungen streben. Löse langsam, wiederhole dann auf der anderen Seite.

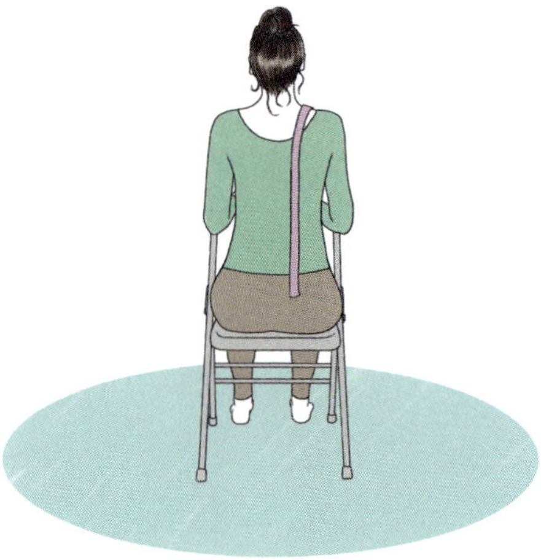

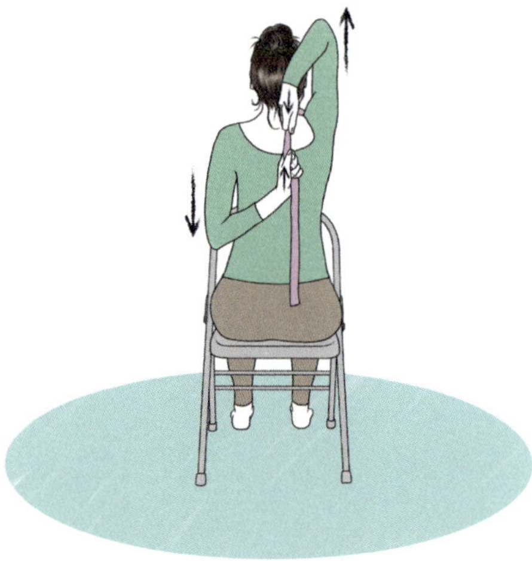

Vorbeuge in zwei Schritten

Das Zusammenspiel von Spannung und Entspannung des Oberkörpers ausloten

1. Du sitzt aufrecht, die Füße stehen fest auf dem Boden. Lege die Daumen auf Leistenhöhe an die Hüften.
2. Ausatmend den Oberkörper mit geradem Rücken nach vorne beugen, dabei den Bauch Richtung Oberschenkel ziehen. Die Gesäßknochen fest in den Stuhl pressen, gleichzeitig den Scheitel nach vorne und oben schieben und 5 Atemzüge halten.
3. Den Oberkörper ganz auf den Oberschenkeln ablegen, die Hände sinken lassen und die vorderen Stuhlbeine greifen. Der Kopf ist entspannt und schwer. So lange halten, wie es sich gut anfühlt. Dann langsam aufrichten. Den Rücken anlehnen und den körperlichen und seelischen Empfindungen nachspüren.

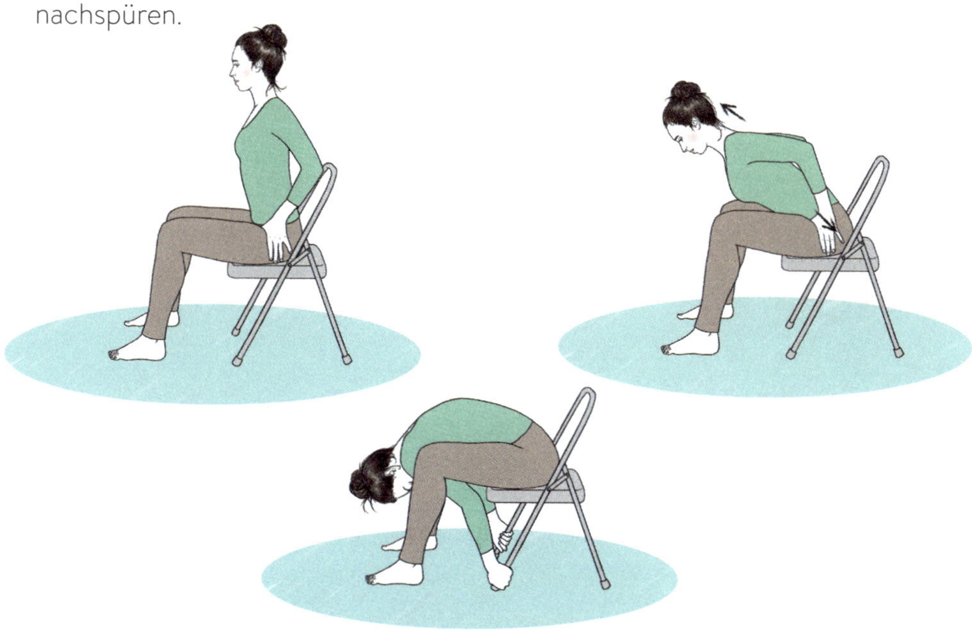

Verschmelzung mit einem Baum

Der Aufrichtung nachspüren

Schiebe den Stuhl an eine Wand, setze dich und lehne den Hinterkopf bequem an die Wand. Lege ein Bolster auf deine Oberschenkel, um die Unterarme darauf abzulegen.

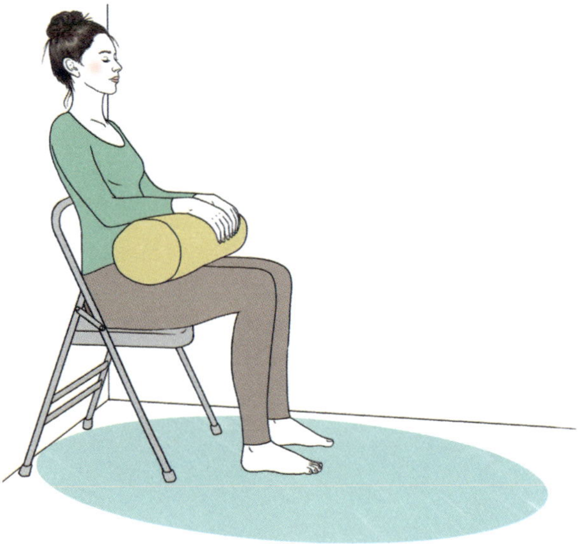

Scanne den QR-Code, schließe die Augen, entspanne deinen Körper und lasse dich ganz auf die Meditation ein.
m-vg.de/link/stuhlyoga_01

DEINEN OBEREN RÜCKEN STÄRKEN

Häufiges Sitzen vor dem Bildschirm führt zu schlechten Haltungsgewohnheiten (gekrümmter Rücken, vorgeschobenes Kinn, verkürzter Nacken, hochgezogene Schultern). Die Folge sind allerlei Beschwerden: Verspannungen in den Trapezmuskeln, stechendes Gefühl unter den Schulterblättern, Schmerzen zwischen den Rippen und so weiter.

Auch Stress führt häufig zu Verspannungen im oberen Rücken, denn viele Menschen ziehen bei Belastung die Schultern hoch (oder den Kopf ein), was die Muskeln beansprucht. Menschen mit so einer Haltung wirken oft verschlossen, und das wiederum hat oft negative Auswirkungen auf die Kommunikation.

Diese Übungssequenz soll dir helfen, deine »Engelsflügel« wieder frei zu entfalten.

Ziele der Übungsfolge

- Belastungen und Stress abbauen
- die Muskeln entspannen
- den Atemraum weiten

Nützliche Hilfsmittel

- Stuhl
- Decke
- Gurt
- Matte

Selbstumarmung

Den Raum im oberen Rücken wahrnehmen

1. Du sitzt auf der vorderen Sitzfläche. Die Füße sind hüftbreit geöffnet und stehen flach auf dem Boden. Der Rücken ist aufgerichtet und berührt die Stuhllehne nicht. Kreuze die Arme und lege die Hände auf die Schulterblätter. Der Rücken ist aufrecht, aber nicht verkrampft.
2. Das Gewicht der Hände zieht behutsam den Bereich zwischen den Schulterblättern auseinander. Die Ellbogen ruhen auf der Brust. Nimm diesen gesamten Bereich wahr und lasse die tiefe Atmung das Bindegewebe des Rückens lockern, um gute Voraussetzungen für die Entfaltung deiner Engelsflügel zu schaffen.
3. Löse die Haltung, wenn es sich für dich richtig anfühlt.

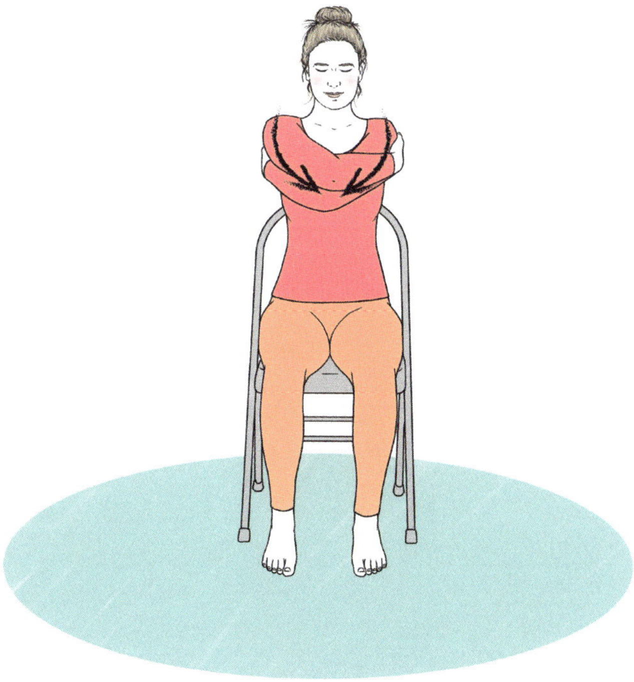

Doppelkinn

Den Nacken strecken, um Spannungen zu lösen

1. Sitze wie zuvor aufrecht, die Füße stehen fest auf dem Boden. Lege die Fäuste unterhalb des Hinterkopfs rechts und links an den Nacken.
2. Ziehe einatmend die Haut im Nacken nach oben, nimm gleichzeitig das Kinn zum Hals. Der Nacken wird dabei nicht gerundet, sondern gestreckt.
3. Ziehe ausatmend das Kinn weiter zum Hals, sodass ein Doppelkinn entsteht. Stelle dir vor, der Stress entweicht beim Ausatmen aus dem Körper. Wiederhole mindestens 5-mal im Rhythmus der Atmung.

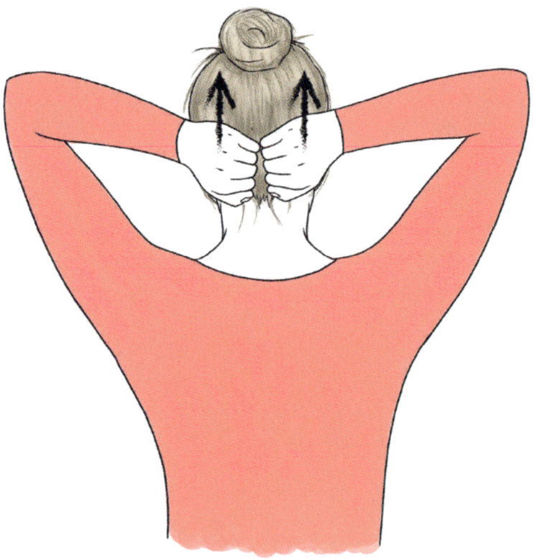

Katze - Kuh im Sitzen

Mobilisierung für eine geschmeidige Wirbelsäule

1. Greife im Sitzen mit den Händen die Rückenlehne auf beiden Seiten des Stuhls. Schiebe ausatmend die Wirbelsäule und den Brustkorb nach vorne, senke die Schultern nach hinten und unten ab und strecke den Nacken. Kippe das Steißbein nach vorne, um den unteren Rücken nicht übermäßig zu wölben.
2. In dieser Haltung einatmen. Runde ausatmend den Rücken und kreuze die Unterarme auf den Oberschenkeln. Übe dann Druck auf die Unterarme aus, weite dabei die vordere Brust und ziehe den Bauchnabel in Richtung Wirbelsäule. Die Schulterblätter werden dadurch auseinandergezogen und der obere Rücken wölbt sich wie bei einer Katze, die sich räkelt.
3. Wiederhole 10-mal im Rhythmus der Atmung, dabei abwechselnd den Rücken durchdrücken und runden.

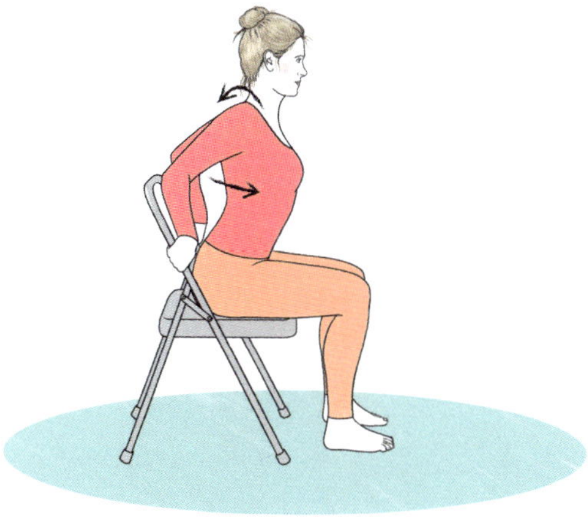

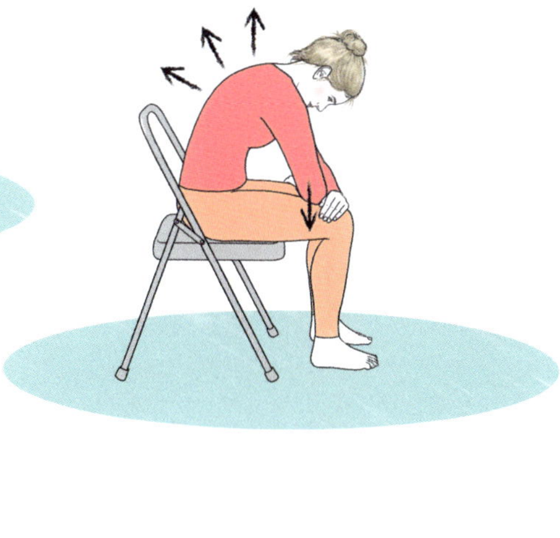

Armdehnung mit Gurt

Stärkung des oberen Rückens

1. Schließe einen Gurt so, dass ein Ring in der Breite deiner Schultern entsteht. Lege den Gurt um die Unterarme. Strecke die Arme waagrecht nach vorne und ziehe die Schultern nach unten, weg von den Ohren. Ziehe nun die Arme auseinander, so als ob du den Gurt zerreißen wolltest.
2. Hebe ausatmend die gestreckten Arme über den Kopf nach oben. Drücke bei jeder Ausatmung die Arme kräftig gegen den Widerstand des Gurts nach außen. Achte darauf, wie sich der Bereich zwischen den Schulterblättern strafft. Wiederhole 5 Atemzüge lang.

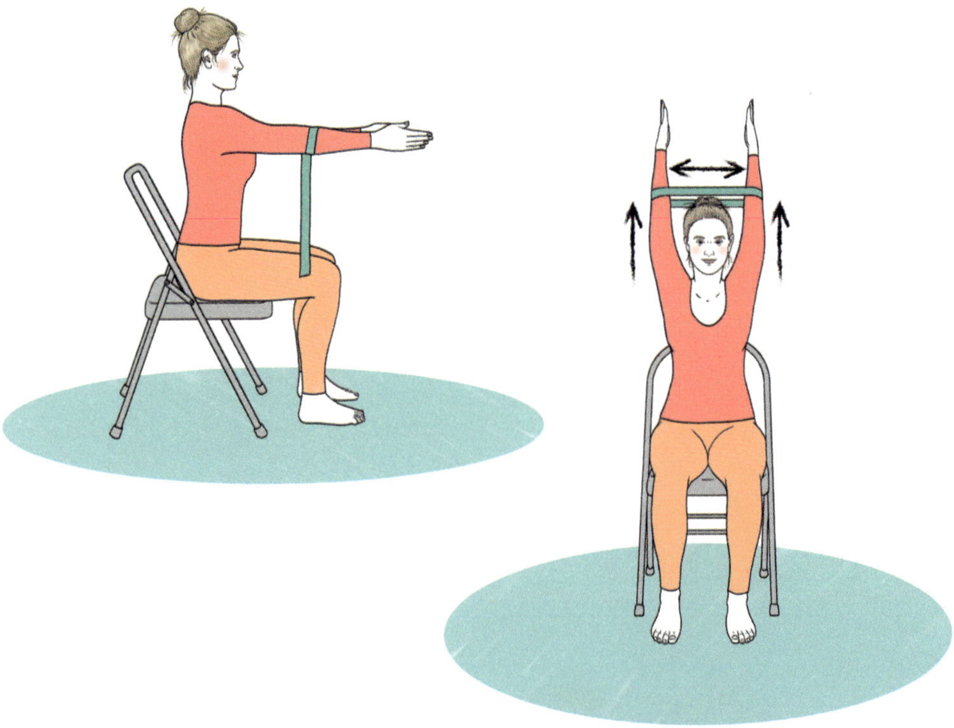

Adler

Entspannung des Bereichs zwischen den Schulterblättern

1. Kreuze das rechte Bein über das linke. Wenn möglich, lege die rechten Zehen hinter die linke Wade. Führe den linken Ellenbogen unter den rechten und verschränke die Unterarme. Führe nun möglichst die Handflächen zusammen. Bei Bedarf kannst du einen Gurt verwenden, um eine Verbindung zwischen den beiden Händen herzustellen.
2. Hebe die Ellenbogen an und schiebe die Unterarme nach vorne, als ob du mehr Platz zwischen den Händen und dem Kopf schaffen wolltest.
3. Atme 5 Atemzüge lang in den Rücken, um insbesondere die Rückseite der Lunge zu aktivieren. Kreuze dann Arme und Beine entgegengesetzt und wiederhole die Übung.

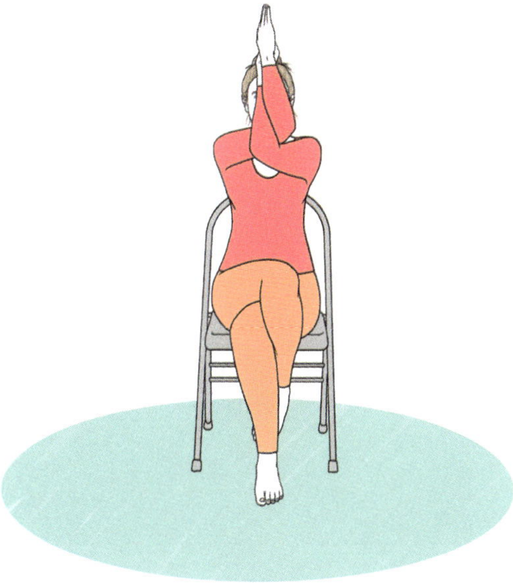

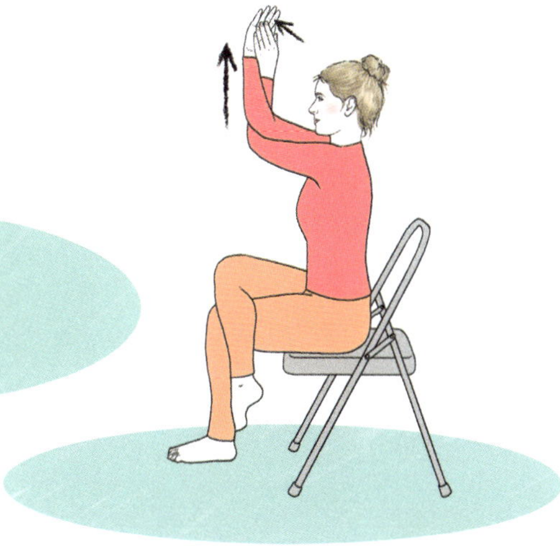

Engelsflügel ausbreiten

Entspannung des oberen Rückens

Lege eine gefaltete Decke auf den Stuhl. Lege dich auf deine Matte auf dem Boden, die Unterschenkel liegen auf der Decke auf dem Stuhl.

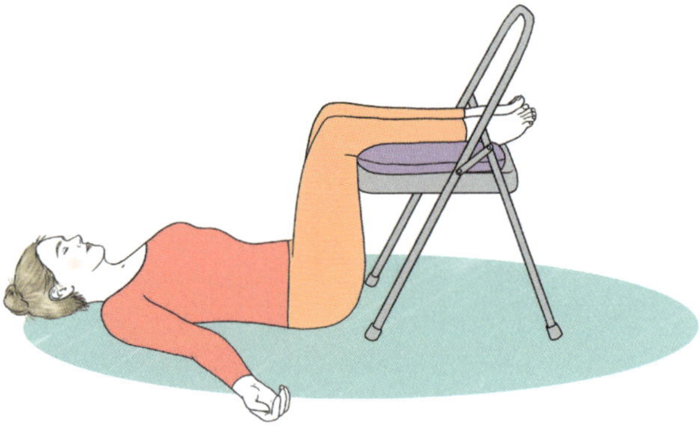

Scanne den QR-Code, schließe die Augen, entspanne deinen Körper und lasse dich ganz auf die Meditation ein.
m-vg.de/link/stuhlyoga_02

DEINEN UNTEREN RÜCKEN STÄRKEN

Im unteren Rücken treten vor allem zwei Arten von Beschwerden auf:

- Hyperlordose: Krümmung im unteren Rücken, durch die die Bandscheiben der Lendenwirbelsäule eingeklemmt werden
- Steifheit der Lendenwirbelsäule

In beiden Fällen kommt es zu einer Spannung im Bauchbereich, entweder weil die Organe zusammengedrückt werden, oder weil sie nach vorne drängen.

In diesem Körperbereich befindet sich auch unser Hauptenergiezentrum, das mit anderen Körperbereichen fein vernetzt ist. Mit dieser Übungsfolge bringst du deine innere Sonne wieder zum Strahlen.

Ziele der Übungsfolge

- den unteren Rücken öffnen
- Platz für die Verdauungsorgane schaffen
- verfestigte Bereiche neu beleben

Nützliche Hilfsmittel

- Stuhl
- Decke
- Bolster
- Matte

Beckenschaukel

Den unteren Rücken bewusst wahrnehmen

1. Du sitzt auf der vorderen Sitzfläche. Die Füße sind hüftbreit geöffnet und stehen flach auf dem Boden. Der Rücken ist aufgerichtet und berührt die Stuhllehne nicht. Lege ein Bolster auf deine Oberschenkel. Versuche, den Bauch über das Bolster zu bringen. Der Raum im Unterbauch wird gedehnt.
2. Spüre den Raum, der sich durch die Entlastung der vorderen Leisten öffnet. Die Hüften entspannen und weiten sich unter dem Gewicht des Bolsters.
3. Drücke einatmend den oberen Bauch gegen das Bolster, probiere dabei verschiedene Positionen aus, und ziehe ausatmend das Steißbein wieder nach vorne zwischen die beiden Gesäßhälften.
4. Führe etwa 10 Vor- und Rückwärtsbewegungen im Rhythmus der Atmung aus. Nimm dabei den Bewegungsspielraum der Lendenwirbelsäule wahr.

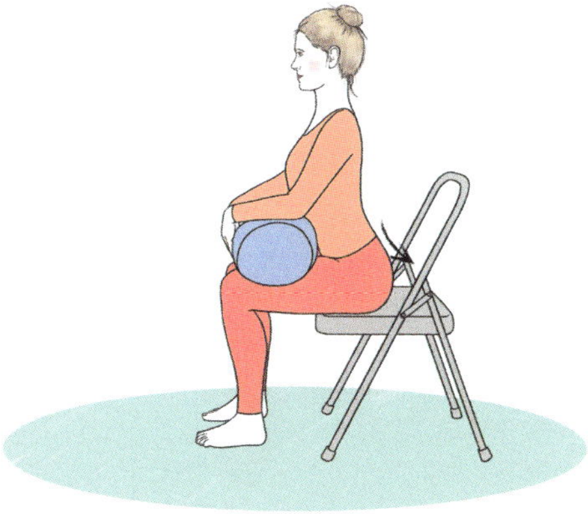

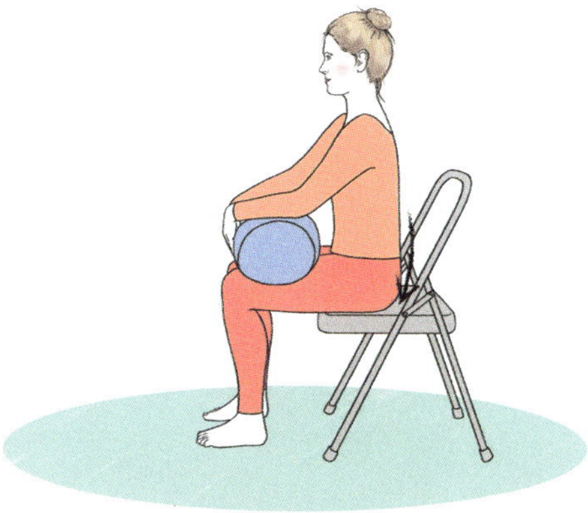

Ischiasstimulation

Die Hüften öffnen, um dem Ischiasnerv Raum zu geben

1. Du sitzt aufrecht, die Füße stehen fest auf dem Boden. Lege die Außenseite des rechten Knöchels auf das linke Knie, lege dann eine Handfläche auf die Oberseite des abgespreizten Knies und die andere auf den rechten Innenknöchel.
2. Schiebe bei jeder Ausatmung die Haut von der Innenseite des rechten Oberschenkels mit der rechten Hand zum abgespreizten Knie hin. Streiche mit der linken Hand auf der Innenseite des rechten Knöchels abwärts. Beide Arme dienen als Stützen, die den Rücken gestreckt halten.
3. Halte die Position 5 Atemzüge. Spüre bei jeder Ausatmung, wie dein Ischiasnerv ein wenig mehr Raum gewinnt. Wiederhole die Übung mit umgekehrter Beinstellung.

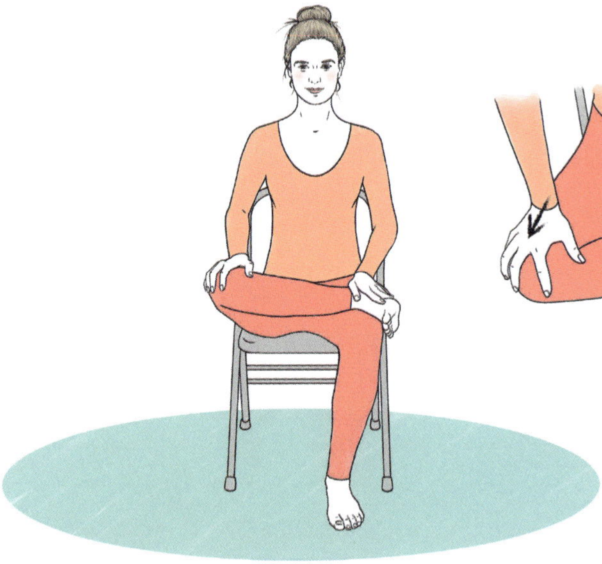

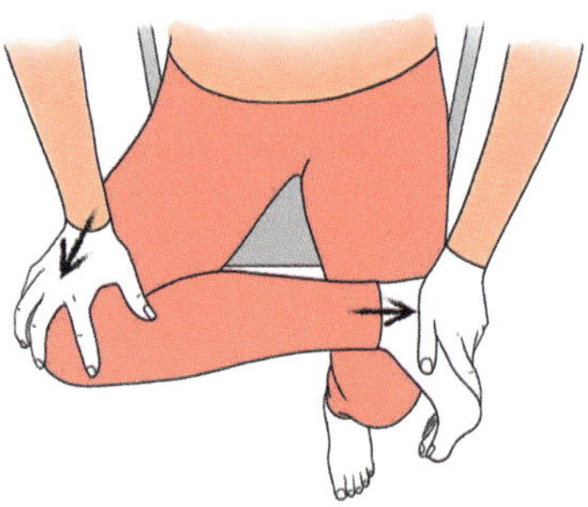

Kniepresse

Entlastung des Lendenwirbelbereichs

1. Balle im Sitzen die Fäuste und lege sie nebeneinander zwischen die Knie. Die Arme sind gestreckt. Halte den Rücken gestreckt, ziehe den Bauchnabel zur Wirbelsäule und verlagere das Gewicht auf die Gesäßmuskeln.
2. Presse ausatmend die Knie gegen die Fäuste und strecke die Wirbelsäule. Der Scheitel strebt zum Himmel und die Sitzbeinhöcker drücken in die Sitzfläche.
3. Halte die Position 5 Atemzüge. Spüre dabei, wie sich das Spannungsgefühl im unteren Rücken löst.

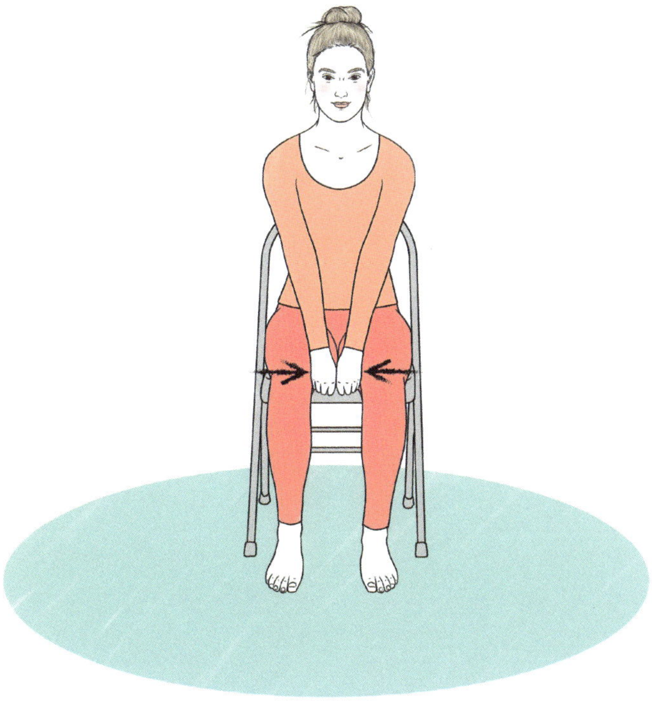

Halbe Vorbeuge

Platz im gesamten Bauchraum schaffen

1. Du stehst aufrecht hinter der Stuhllehne. Lege die Hände auf die Stuhllehne. Gehe rückwärts, bis der Oberkörper parallel zum Boden ist. Die Hüfte befindet sich senkrecht über den Knöcheln. Öffne die Füße etwas mehr als hüftbreit und drehe die Zehen nach innen.
2. Drücke dich mit den Händen von der Rückenlehne weg. Hebe die Sitzbeinhöcker Richtung Himmel. Wenn die Spannung in den Beinrückseiten zu stark ist, beuge die Knie leicht. Der Rücken wird gedehnt und der Nacken gestreckt. Die Ohren befinden sich auf Höhe der Oberarme.
3. Atme langsam aus und übe dabei mehr Druck auf die Rückenlehne aus. Spüre, wie sich dein unterer Rücken dehnt. Halte die Position etwa 10 Atemzüge.

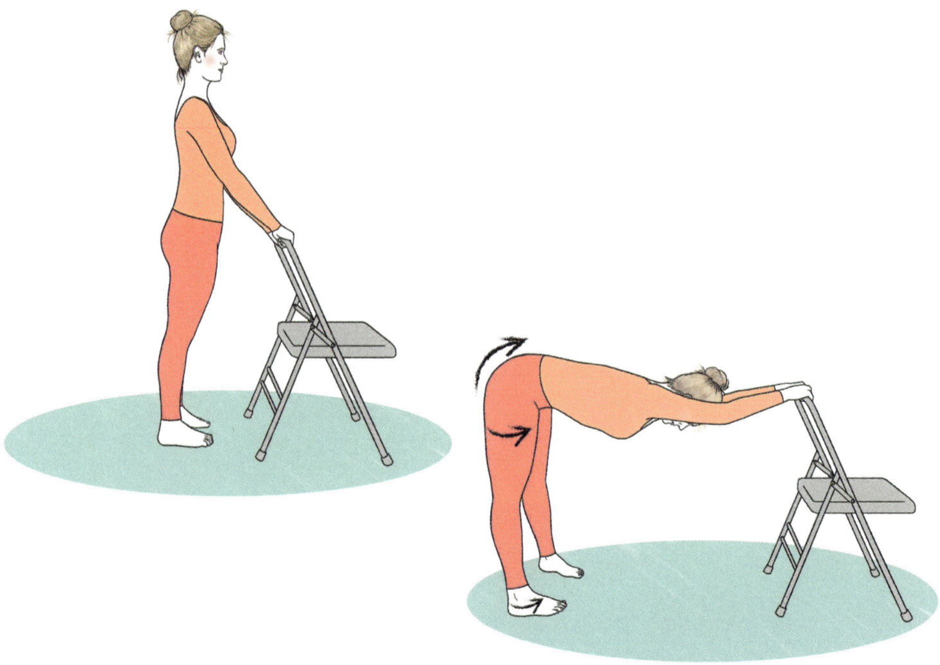

Halbe Brücke

Stärkung der Lendenmuskulatur

1. Du liegst vor der Sitzfläche des Stuhls auf einer Matte auf dem Boden. Stelle die Füße ganzflächig auf die vordere Sitzfläche. Strecke die Arme zu den Stuhlbeinen hin.
2. Hebe das Becken, rolle die Schultern nach hinten und greife mit den Händen die Stuhlbeine. Schiebe ausatmend das Schambein in Richtung Himmel, das Gesäß zieht in Richtung der Kniekehlen. Die Schulterblätter ziehen zueinander, um den Oberkörper zu weiten und den Nacken zu stützen.
3. Halte die Position 5 Atemzüge, senke dann das Becken und rolle den Rücken Wirbel für Wirbel ab. Lege zuletzt das Steißbein ab.

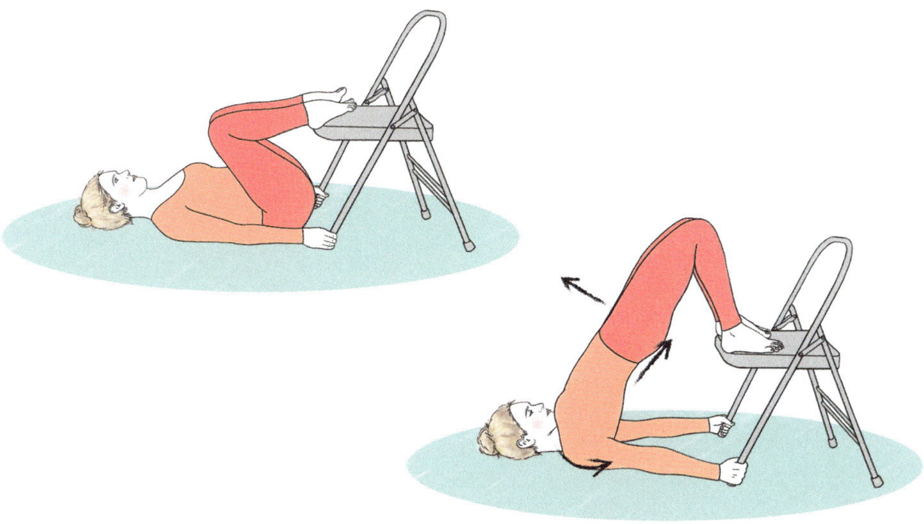

Zentrierung

Die eigene Mitte finden

Lege eine gefaltete Decke auf die Sitzfläche des Stuhls. Lege dich vor dem Stuhl auf deine Matte auf dem Boden, die Unterschenkel ruhen auf der Decke auf dem Stuhl.

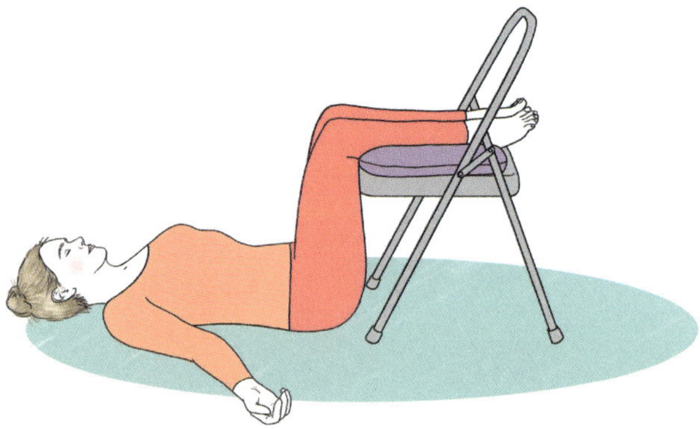

Scanne den QR-Code, schließe die Augen, entspanne deinen Körper und lasse dich ganz auf die Meditation ein.
m-vg.de/link/stuhlyoga_03

TIEFE ENTSPANNUNG

Schmerzen, Verspannungen und Unbehagen stehen häufig im Zusammenhang mit Erkrankungen oder schlechter Haltung. Dabei vergessen wir jedoch häufig die psychische Dimension. Vor allem Stress ist ein wichtiger Faktor für körperliche Spannungen und Beschwerden.

Asiatischen Philosophien zufolge ist der Körper der Sitz des Geistes. Sie streben ein positives Gleichgewicht an. Wenn der Körper entspannt ist, ist der Geist ruhig, und wenn der Geist ruhig ist, stellt sich auch das körperliche Wohlbefinden ein.

Ziele der Übungsfolge

- Gleichgewicht von Körper und Geist
- Aktivierung des Parasympathikus (siehe Seite 77)
- Entspannung

Nützliche Hilfsmittel

- Stuhl
- Gurt
- Bolster
- Wand
- Matte

Herzkohärenz

Atmung für den Einklang von Körper und Geist

1. Stelle einen Stuhl vor eine Wand, setze dich und lehne den Hinterkopf bequem an die Wand. Lege ein Bolster auf die Oberschenkel und lege die Unterarme darauf ab.
2. Stelle einen Timer auf 5 Minuten ein. Atme 5 Sekunden lang durch die Nase ein, dann 5 Sekunden lang durch den Mund (wie durch einen Trinkhalm) aus.
3. Halte den Atem nicht an, sondern lasse ihn stetig fließen, wie Wellen, die kommen und gehen.

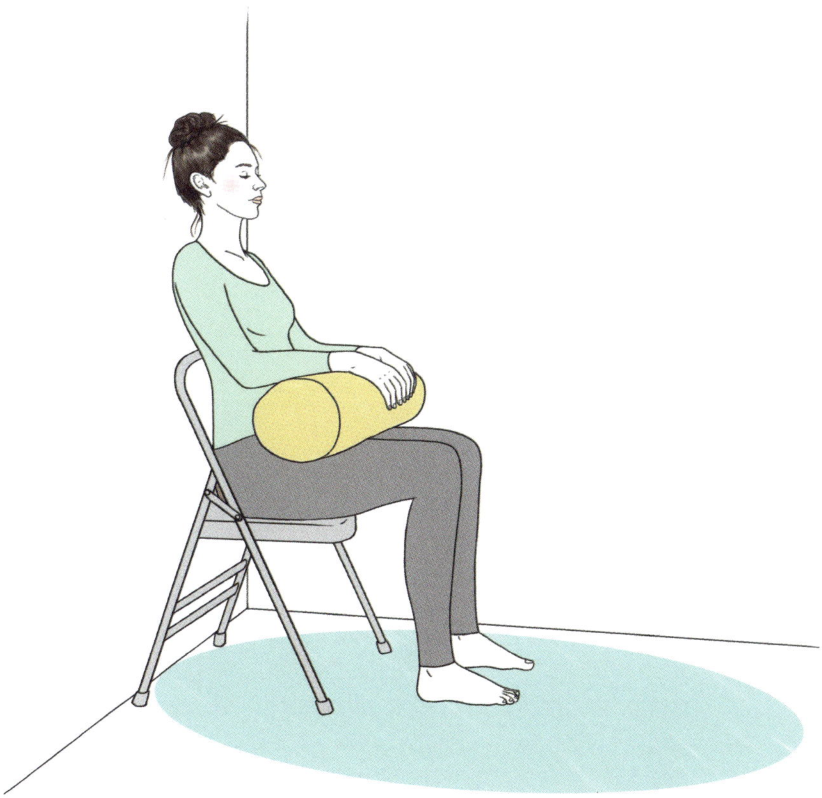

Seifenblase

Entspannung aktivieren

1. Du sitzt auf der vorderen Sitzfläche. Die Füße sind hüftbreit geöffnet und stehen flach auf dem Boden. Der Rücken ist aufgerichtet und berührt die Stuhllehne nicht. Kippe das Steißbein zwischen den beiden Gesäßhälften nach vorne. Ziehe das Kinn leicht an und strecke den Scheitel zur Decke.
2. Strecke einatmend die Arme (mit ausgestreckten Fingern und offenen Handflächen) über die Seiten nach oben. Stelle dir dabei vor, einen großen, entspannenden Atemzug zu nehmen.
3. Lasse ausatmend die Handflächen über die Vorderseite des Körpers vom Kopf bis zum Becken wandern. Stell dir dabei vor, deinen Körper mit Entspannung zu umhüllen. Wiederhole 10-mal.

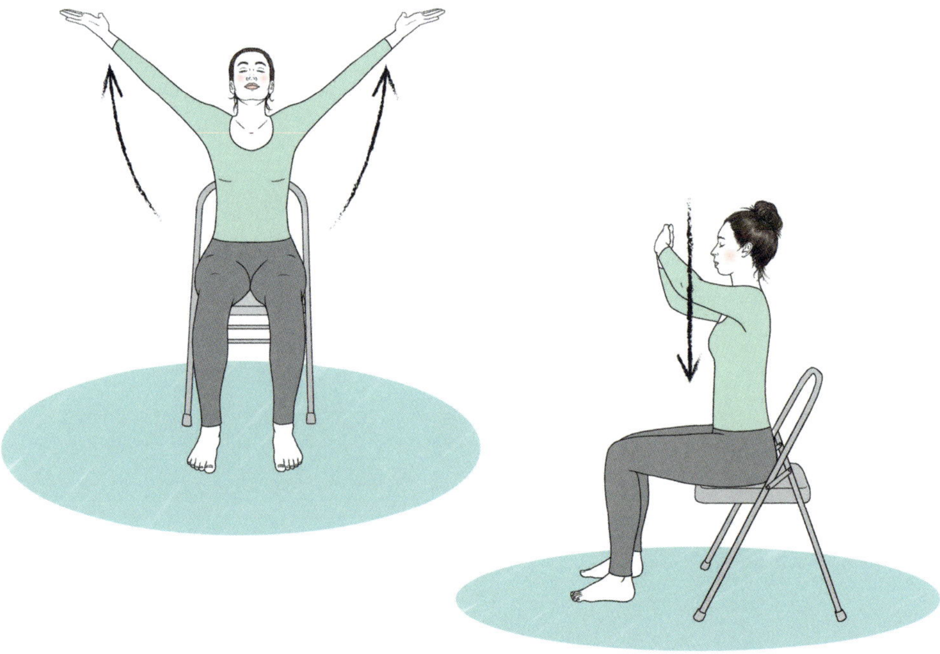

Hund an der Wand

Entspannung verteilen

1. Du sitzt auf der vorderen Sitzfläche des Stuhls in etwa 1 Meter Abstand zu einer Wand. Lege die Handflächen an die Wand, die Handgelenke befinden sich auf Höhe der Schultern.
2. »Laufe« ausatmend mit den Händen an der Wand nach oben. Schiebe gleichzeitig das Gesäß auf dem Stuhl nach hinten. Die Ohren befinden sich auf Höhe der Oberarme.
3. Halte die Position 5 Atemzüge. Stelle dir dabei vor, wie sich die Entspannung entlang der Wirbelsäule ausbreitet.

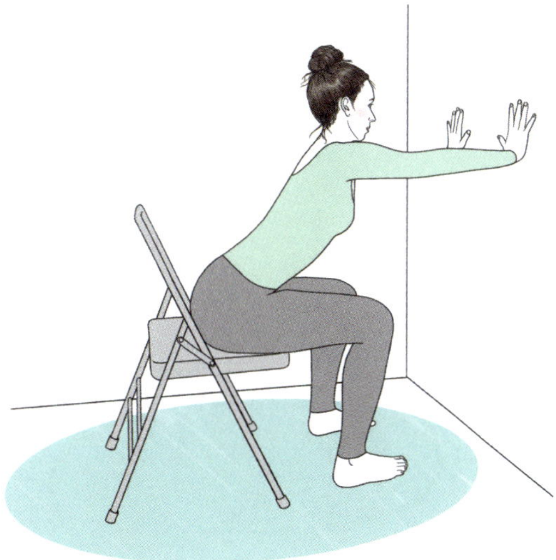

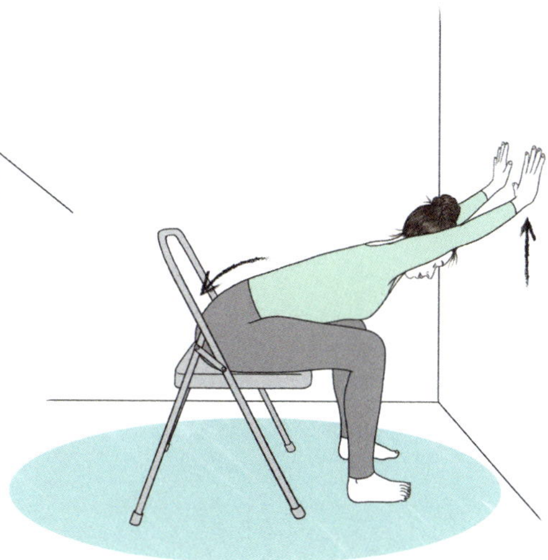

Oberkörper kreisen

Entspannung zirkulieren lassen

1. Du stehst aufrecht vor der Sitzfläche des Stuhls, der Abstand beträgt etwa 1 Meter. Die Füße sind hüftbreit geöffnet. Die Hände liegen auf dem Stuhl, die Finger zeigen zum Körper. Ziehe das Kinn leicht Richtung Hals.
2. Atme tief ein. Schiebe den Oberkörper leicht nach vorne, dann nach hinten, nach links, dann nach rechts. Spüre, wie sich die Bewegungen in den Handgelenken anfühlen.
3. Drehe dann den Oberkörper im Uhrzeigersinn und entgegengesetzt. Stelle dir vor, wie du die Entspannung durch deinen Körper fließen lässt. Die Handflächen bleiben während der gesamten Übung immer fest auf dem Stuhl.
4. Höre auf, wenn es sich für dich richtig anfühlt. Richte den Oberkörper langsam Wirbel für Wirbel auf, den Kopf zuletzt.

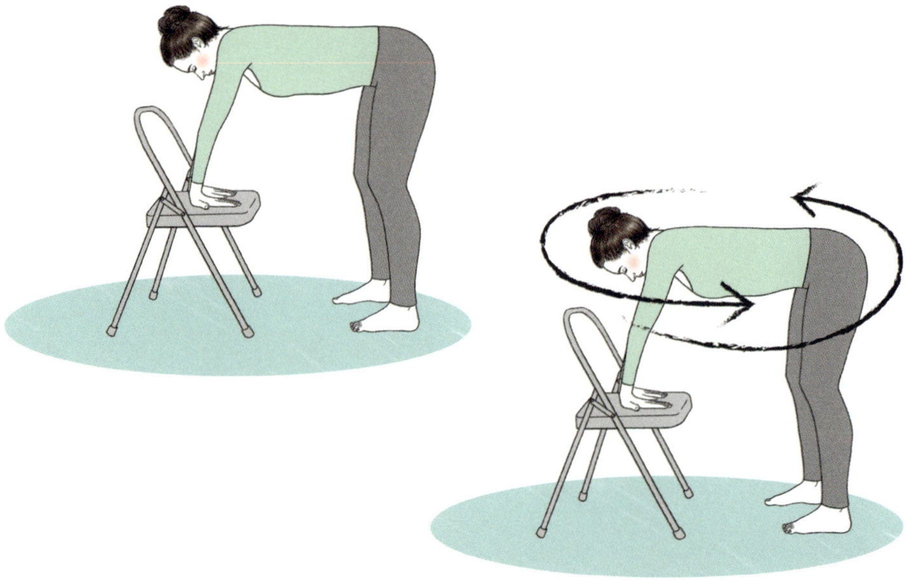

Großer Winkel und Vorbeuge

Aktivierung des Parasympathikus, um die körperliche und seelische Regeneration einzuleiten

1. Lege eine gefaltete Decke auf die Sitzfläche des Stuhls. Stelle dich aufrecht vor den Stuhl. Die Beine sind weit gegrätscht, die Füße stehen parallel. Greife die Seiten der Sitzfläche mit den Händen.
2. Atme aus, beuge bei Bedarf leicht die Knie, rolle den Kopf nach vorne und lege den Scheitel auf die Decke. Umfasse mit den Händen die vorderen Füße des Stuhls. Halte die Position 5 Atemzüge. Achte dabei auf das Gefühl am Scheitel und stelle dir vor, alle Sorgen auf dem Stuhl abzulegen.
3. Richte dich in zwei Schritten wieder auf. Lege zuerst die Hände flach auf den Stuhlsitz, strecke die Arme behutsam und richte den Oberkörper ein Stück auf. Rolle dann den Rücken so langsam wie möglich Wirbel für Wirbel auf, richte den Kopf zuletzt auf.

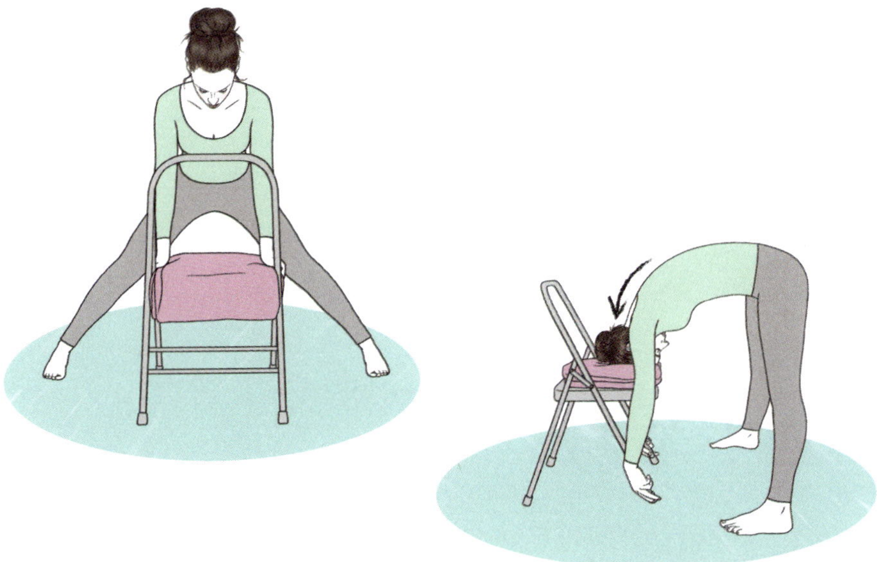

Reise in den Kosmos

Tiefe Ruhe finden

1. Schließe einen Gurt zum Ring und lege ihn um den Stuhlsitz. Darunter soll eine Schlaufe entstehen, die etwa 20 Zentimeter unter der Sitzfläche hängt.
2. Du liegst auf dem Rücken auf deiner Matte und legst den unteren Hinterkopf in die Gurtschlaufe. So hängt der Kopf unter dem Stuhl.

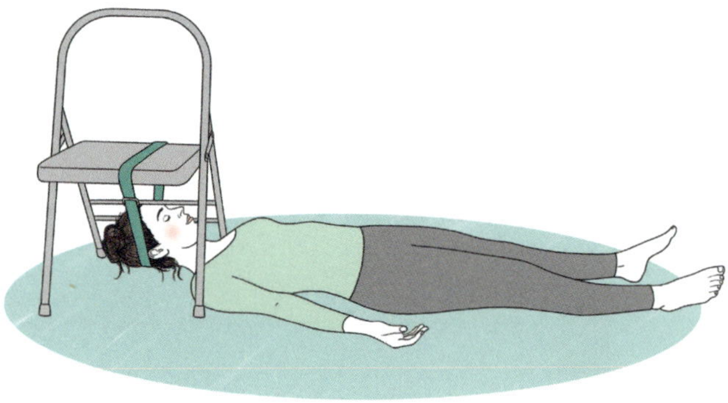

Scanne den QR-Code, entspanne deinen ganzen Körper, schließe die Augen und lasse dich ganz auf die Mediation ein. m-vg.de/link/stuhlyoga_04

DETOX FÜR KÖRPER UND SEELE

Im Verständnis des Yoga sind Körper und Geist miteinander verbunden, darum geht auch die »Entgiftung« beider Bereiche Hand in Hand. Schwere und belastende Energien sammeln sich je nach Emotion in bestimmten Organen oder Muskelbereichen an.

Wut sitzt in der Leber, Trauer in der Lunge, Angst in den Nieren und im Psoas (dem großen Lendenmuskeln), Ängste im Magen … Wenn wir das Innere des Körpers reinigen, öffnen und weiten, können festgefahrene Emotionen leichter abgebaut werden.

Ziele der Übungsfolge

- Organe entwässern und reinigen
- den Durchfluss der inneren Netzwerke aktivieren
- Körperflüssigkeiten ableiten

Nützliche Hilfsmittel

- Stuhl
- Decke
- 2 Blöcke (bei Bedarf)
- Matte

Diamantsitz auf dem Stuhl

Verbesserung der Durchblutung

1. Lege für mehr Bequemlichkeit eine gefaltete Decke auf die Sitzfläche des Stuhls. Du kniest auf dem Stuhl, die Fersen unter dem Gesäß. Bei Beschwerden in den Knien kannst du eine weitere Decke oder ein Kissen zwischen Gesäß und Waden legen.
2. Atme durch die Nase ein und kräftig durch den Mund aus, wie bei einem tiefen Seufzer. Das Gewicht des Oberkörpers ruht auf den Gesäßmuskeln, während das Gewicht der Gesäßmuskeln auf den Beinen ruht. Durch die passive Wirkung des abgesetzten Körpergewichts in dieser Haltung werden das Blut- und Lymphsystem aktiviert.
3. Spüre, wie dein Gewicht mit jedem Atemzug tiefer sinkt. Löse dich langsam aus der Haltung, wenn es dir richtig erscheint.

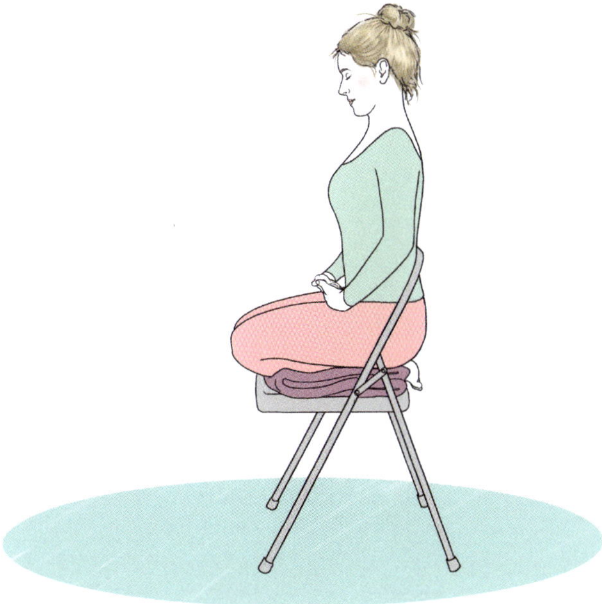

Diagonale Drehung

Massage der inneren Organe,
um körperliche und emotionale Giftstoffe zu lösen

1. Du sitzt schräg nach rechts gedreht auf dem Stuhl. Die Füße stehen links und rechts vom rechten vorderen Stuhlbein. Bei Bedarf kannst du die Füße auf Blöcke stellen, um die Füße anzuheben. So wird die Haltung etwas bequemer.
2. Ausatmen und – ohne den Unterkörper zu bewegen – den Oberkörper vom Bauchnabel aus nach rechts in Richtung Rückenlehne drehen. Fasse mit den Händen beide Seiten der Rückenlehne, die Ellbogen sind geöffnet.
3. Lasse mit jeder Einatmung die Wirbelsäule wachsen und ziehe bei jeder Ausatmung den Nabel zur Lendenwirbelsäule, um den Bauch in der Tiefe zu massieren. Wiederhole 5-mal im Rhythmus deines Atems und wechsle die Seite.

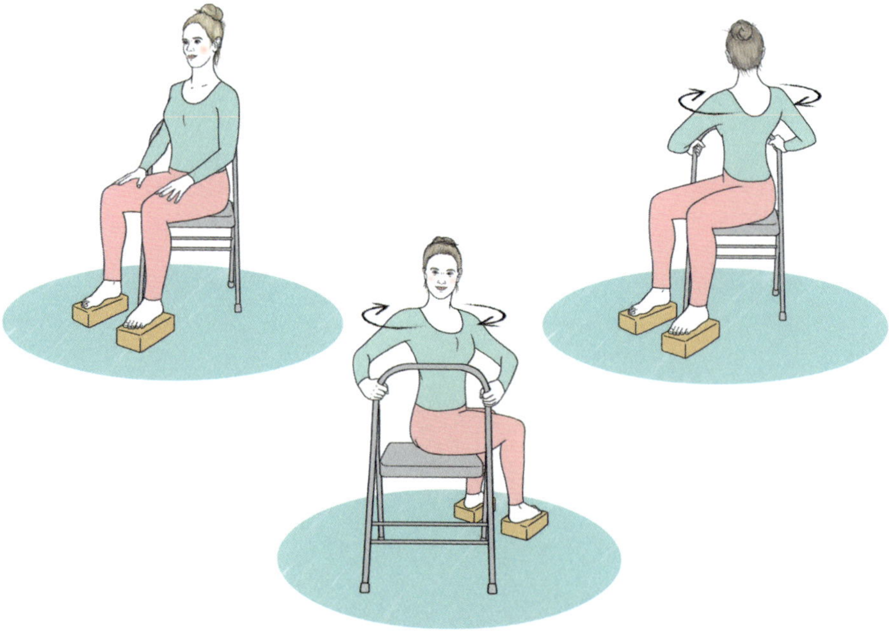

Hüftöffner im Stehen

Unerwünschte Emotionen lösen

1. Du stehst aufrecht links neben dem Stuhl. Drehe den rechten Fuß um 90 Grad nach außen und stelle ihn auf die Sitzfläche. Lege die linke Hand auf die linke Hüfte. Die rechte Hand liegt auf dem abgespreizten rechten Knie. Der rechte Arm ist gestreckt, um die Schulter zu öffnen.
2. Die Hüften bleiben nach vorne ausgerichtet. Mit jeder Ausatmung mit der Hand das rechte Knie etwas weiter nach hinten schieben. Stelle dir vor, dass du mit jedem Atemzug unerwünschte Emotionen vertreibst, die sich im Hüftbereich festgesetzt haben. Wiederhole 10-mal im Rhythmus der Atmung, wechsle dann die Seiten.

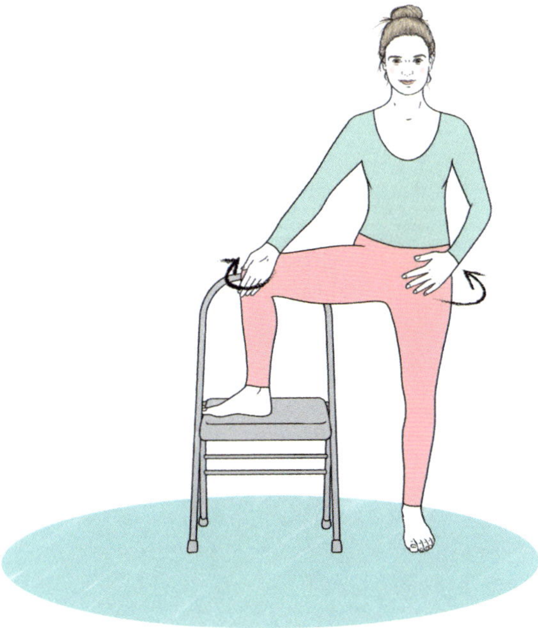

Tiefer Ausfallschritt

Dehnung der Tiefenmuskulatur zur intensiven Entschlackung

1. Du stehst mit etwa 1 Meter Abstand aufrecht vor dem Stuhl. Du kannst den Abstand verändern, um die Intensität der Asana zu beeinflussen. Stelle den linken Fuß auf die Sitzfläche, sodass er sich auf Höhe des Knies befindet.
2. Hebe die rechte Ferse ab und komme auf die Zehen. Lege beide Hände auf das linke Knie. Das hintere Bein bleibt kraftvoll gestreckt.
3. Drücke bei jeder Ausatmung das Knie mit beiden Händen nach unten, um den Rücken gerade und den Brustkorb offen zu halten.
4. Strecke das gesamte Standbein kräftig und spüre dabei die Tiefenarbeit im Lendenmuskel. Wiederhole diese Asana 5 Atemzüge lang, wechsle dann die Seite.

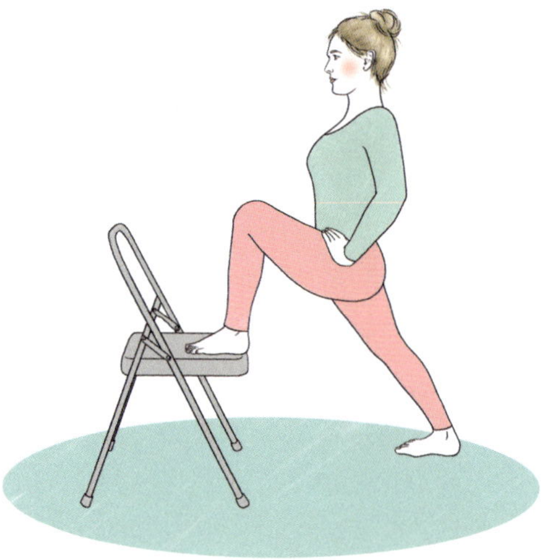

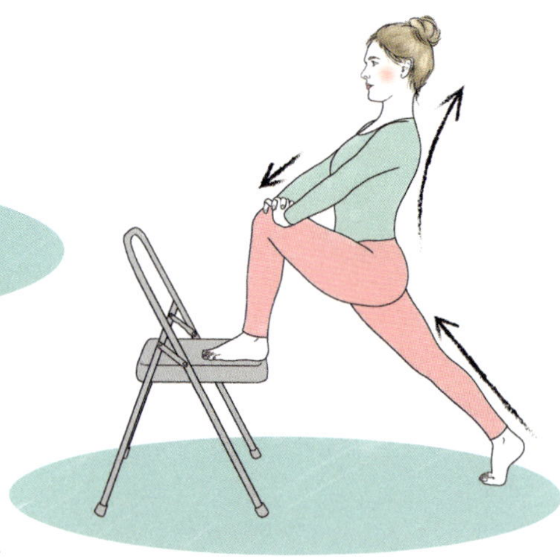

Großer Winkel mit Drehung

Den Körper »auswringen«, um den Durchfluss des inneren Netzwerks zu aktivieren

1. Du stehst aufrecht vor der Sitzfläche des Stuhls. Bringe die Beine in eine weite Grätsche. Lege den rechten Unterarm auf die Sitzfläche des Stuhls.
2. Der Oberkörper ist parallel zum Boden, passe anderenfalls den Abstand zum Stuhl an. Strecke den linken Arm zum Himmel. Mit jeder Ausatmung den rechten Unterarm in den Stuhl drücken, um die Drehung zu intensivieren. Beide Hüften bleiben dabei auf einer Linie.
3. Nun mithilfe des hochgestreckten Arms den Oberkörper so weit drehen, dass die Brust vertikal ausgerichtet ist. Etwa 5 Atemzüge halten, dann auflösen und die Seiten wechseln.

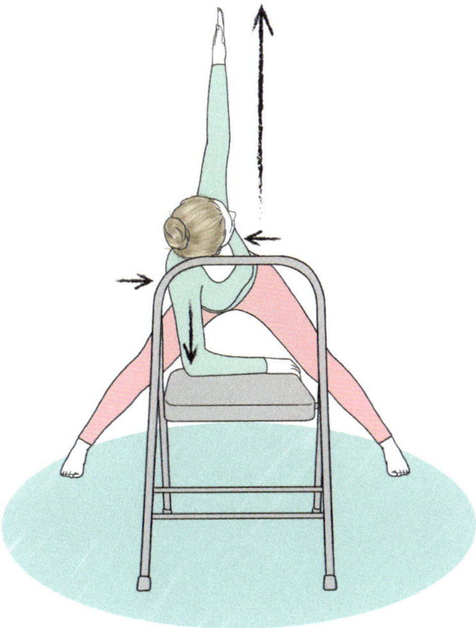

Ableiten

Körperliche und emotionale Giftstoffe loswerden

1. Lege eine gefaltete Decke auf die Sitzfläche und setze dich vor den Stuhl auf deine Matte auf dem Boden. Die Beine sind gestreckt und so weit geöffnet, dass sie links und rechts der Stuhlbeine liegen.
2. Lege nun die gekreuzten Arme auf den Stuhl. Lege die Stirn an den Rand der Sitzfläche, um keinen Druck auf die Nase auszuüben. Der Abstand zum Stuhl sollte so groß sein, dass der Rücken ausreichend gestreckt ist. Finde eine Haltung, die dich sanft öffnet und zugleich beruhigt.

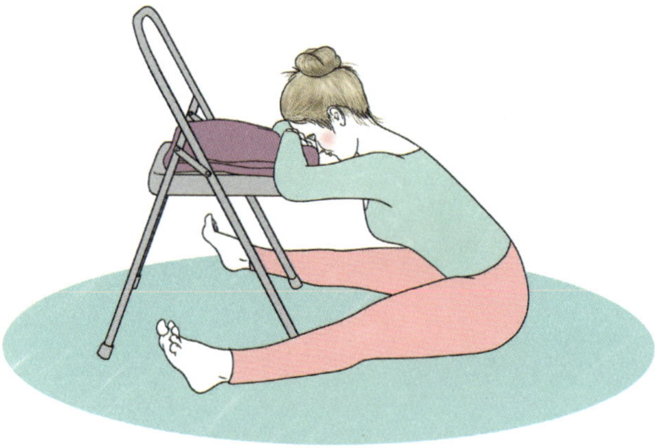

Scanne den QR-Code, schließe die Augen, entspanne deinen Körper und lasse dich ganz auf die Meditation ein.
m-vg.de/link/stuhlyoga_05

REGENERATION
VON KOPF BIS FUSS

Die Zellen des Körpers besitzen eine natürliche Regenerationsfähigkeit. Dieser Mechanismus kann jedoch durch verschiedene Faktoren wie Stress, Schlaf- oder Bewegungsmangel beeinträchtigt werden.

Bewusst durchgeführte Übungen zur Mobilisierung, Entspannung und Dehnung fördern die physische und psychische Regeneration in hohem Maße.

Diese Übungsfolge zur tiefen Regeneration von Körper und Geist sollte nach dem »Detox für Körper und Seele« (siehe Seite 51) durchgeführt werden. Es ist nämlich ähnlich wie bei der Renovierung eines Zimmers: Es nützt nichts, eine schöne Farbe auf eine von Schimmel bedeckte Wand zu streichen, denn der Schimmel wird irgendwann wieder zum Vorschein kommen. Man muss zuerst schrubben, putzen und sanieren, bevor man etwas verschönern kann.

Ziele der Übungsfolge

- den Stoffwechsel anregen
- Körper und Geist wieder in Bewegung bringen
- deine (innere) Ausrichtung finden

Nützliche Hilfsmittel

- Stuhl
- Bolster
- Wand

Das große Rütteln

Den Stoffwechsel anregen

1. Du stehst entspannt aufrecht, die Füße hüftbreit geöffnet. Die Arme hängen locker neben dem Körper, die Augen sind geschlossen.
2. Stelle dir vor, du stehst auf einer Vibrationsplatte und lässt deinen Körper der Bewegung folgen. Vibriere von den Füßen bis zum Kopf. Die Welle geht von den Füßen aus, steigt bis zum Kopf und wird nach und nach intensiver.
3. Halte inne, wenn dir der Moment richtig erscheint. Bleibe einige Augenblicke mit geschlossenen Augen stehen und beobachte deine Empfindungen. Wiederhole die Übung bei Bedarf.

Eule

Mobilisierung der Halswirbelsäule

Du sitzt auf der vorderen Sitzfläche. Die Füße sind hüftbreit geöffnet und stehen flach auf dem Boden. Die Hände liegen auf den Oberschenkeln. Der Rücken ist aufgerichtet und berührt die Stuhllehne nicht. Ziehe das Kinn leicht Richtung Hals.

Seitliche Dehnung:

Ziehe ausatmend das linke Ohr in Richtung Decke, ziehe dabei gleichzeitig die linke Schulter nach unten. Halte die Dehnung 5 Atemzüge, wechsle dann die Seite.

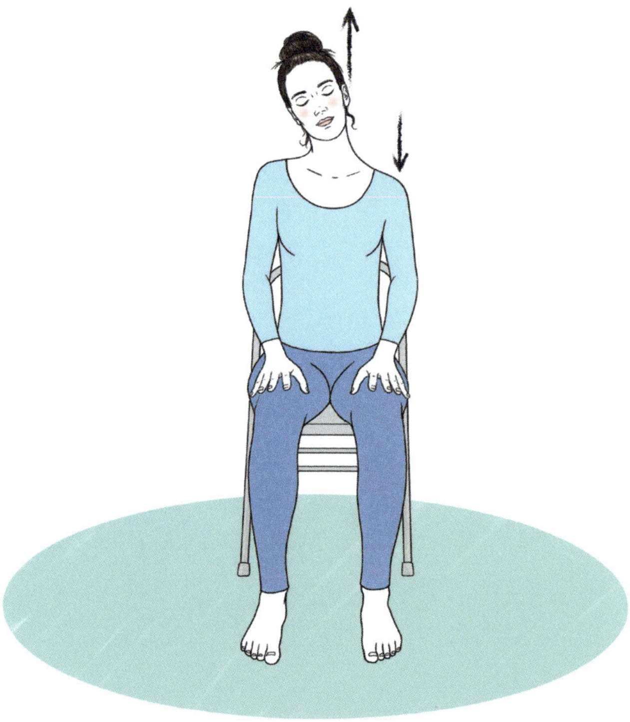

Rotation:

1. Richte den Kopf wieder gerade auf. Stelle dir vor, deine Nasenspitze ist ein Pinsel.
2. Zeichne langsam und allmählich mit der Nase eine Spirale im Uhrzeigersinn in die Luft, indem du von der Mitte ausgehst und die Kreise immer größer werden lässt.
3. Zeichne dann entgegen dem Uhrzeigersinn eine Spirale in die Luft, die außen beginnt und langsam zur Mitte führt. Zeichne 8 bis 10 Spiralen in jede Richtung.

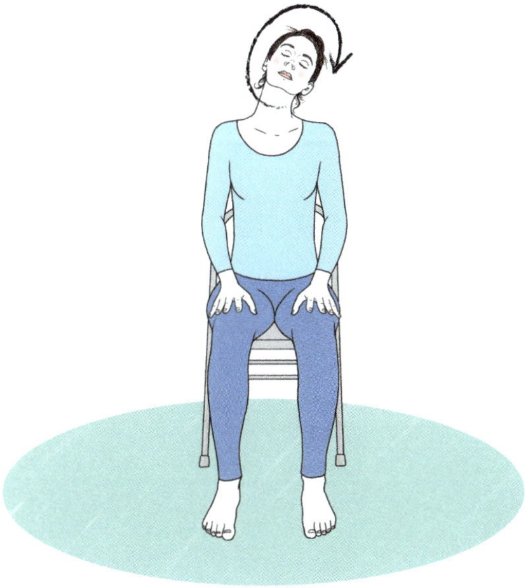

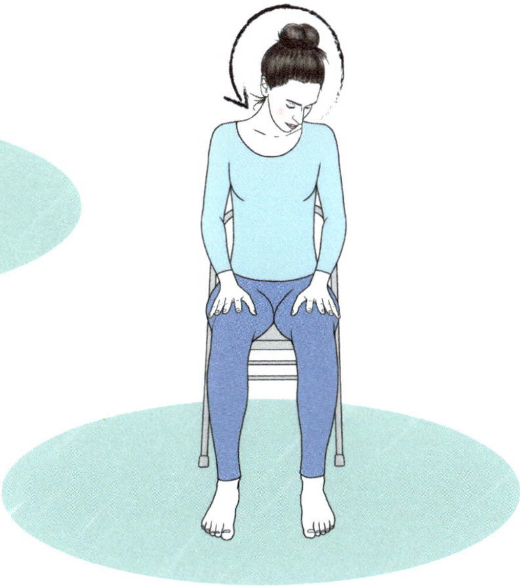

Sufi-Kreise

Mobilisierung der Körpermitte

1. Du sitzt aufrecht auf dem Stuhl. Die Beine sind weit gespreizt, die Fußspitzen zeigen nach außen. Die Hände ruhen auf den Oberschenkeln.
2. Beschreibe nun vom Becken ausgehend mit dem Oberkörper Kreise. Mit jeder Einatmung öffnet sich der Brustkorb nach vorne, mit jeder Ausatmung rundet sich der obere Rücken.
3. Mache etwa 10 Kreise im Uhrzeigersinn und steigere dabei langsam den Durchmesser der Kreisbewegung. Wiederhole dann die Kreise entgegen dem Uhrzeigersinn. Dabei leitet die Atmung die Bewegungen wie eine berauschende Musik.

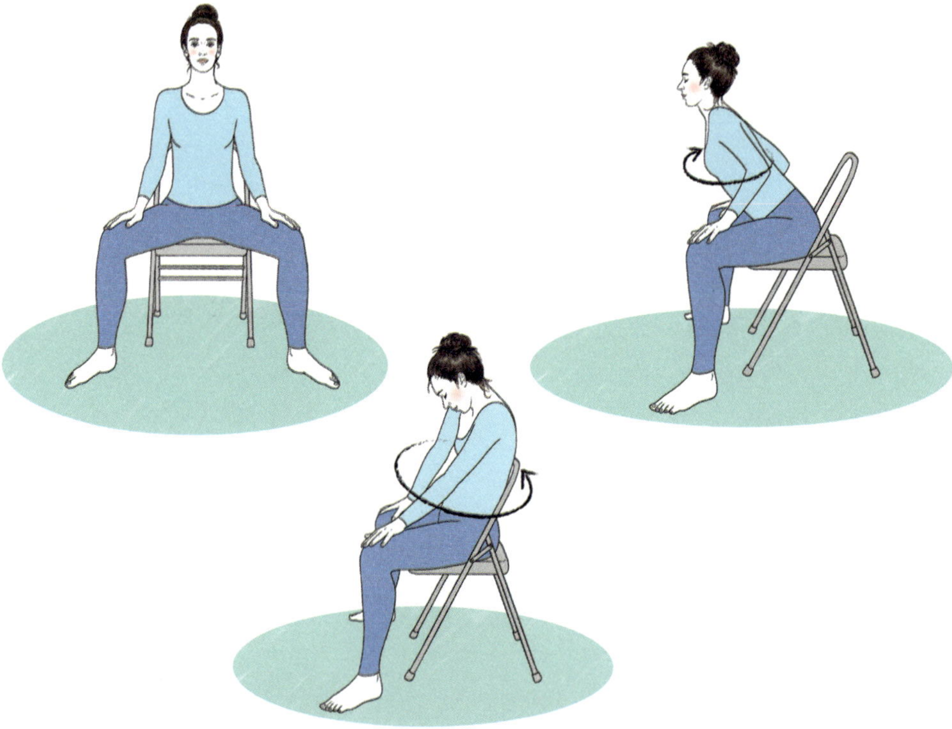

Kleine Pumpe

Mobilisierung der unteren Körperhälfte

1. Du stehst aufrecht hinter dem Stuhl, die Hände liegen auf der Stuhllehne.
2. Hebe einatmend die Fersen, senke sie ausatmend wieder ab. Wiederhole, bis in den Füßen und Unterschenkeln ein Gefühl der Wärme spürbar wird.

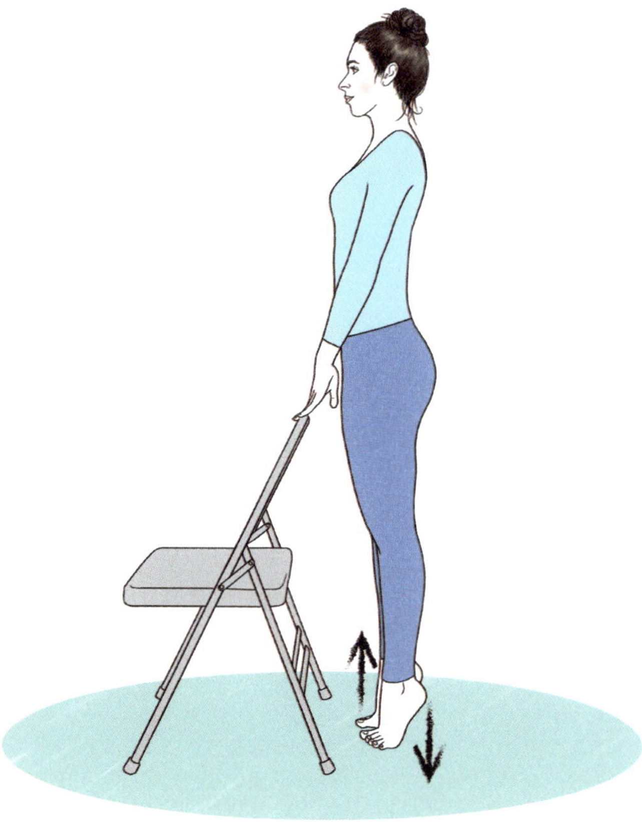

Bogen im Stehen

Verbinde dich mit den Energien der Erde und des Kosmos

1. Du stehst aufrecht hinter dem Stuhl, die rechte Hand liegt auf der Stuhllehne. Winkle das linke Bein an, ziehe die Ferse zum Gesäß und greife den Fußrücken mit der linken Hand. Die Knie bilden eine Linie. Kippe das Steißbein nach vorne zwischen die Gesäßhälften. Richte deinen Blick waagrecht nach vorne auf einen festen Punkt.
2. Strecke ausatmend den rechten Arm zum Himmel. Drücke den Standfuß fest in den Boden, um die Verbindung zur Erdenergie zu spüren. Strecke die Finger des gehobenen Arms, um die Verbindung zur kosmischen Energie zu spüren. Halte 5 Atemzyklen lang, wechsle dann die Seite.

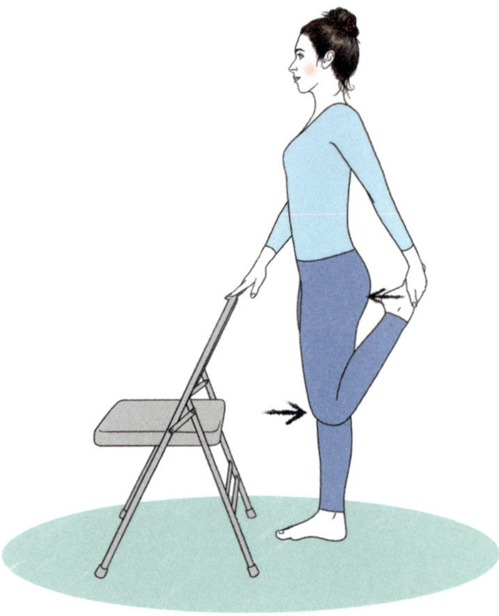

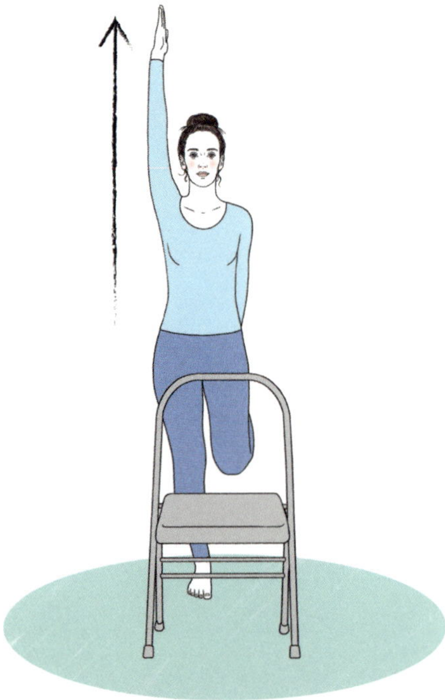

Die sieben Chakren

Die Energiesäule neu beleben

Stelle den Stuhl vor eine Wand. Setze dich bequem hin und lehne den Hinterkopf an die Wand. Lege ein Bolster auf deine Oberschenkel und lege die Unterarme darauf ab.

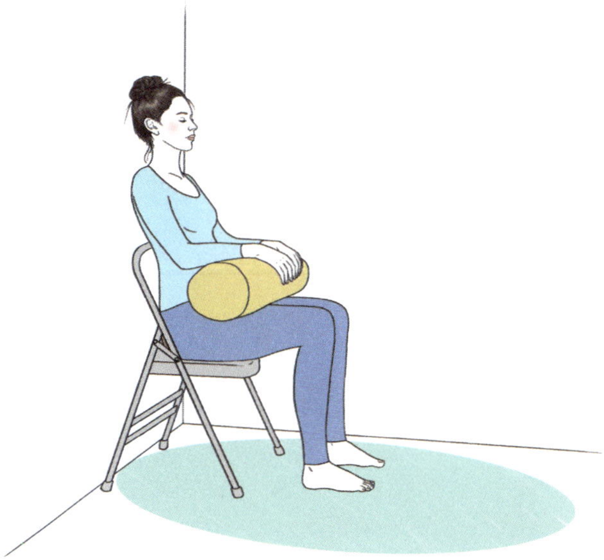

Scanne den QR-Code, schließe die Augen, entspanne deinen Körper und lasse dich ganz auf die Meditation ein.
m-vg.de/link/stuhlyoga_06

DEIN KREISLAUF UND DEINE ENERGIE

Der Blutkreislauf versorgt die Organe des Körpers mit Blut.

Im Lymphsystem zirkulieren die weißen Blutkörperchen, die den Körper von Giftstoffen und Krankheitserregern befreien sollen.

Diese beiden Kreislaufsysteme können aus verschiedenen Gründen beeinträchtigt sein. Besonders problematisch ist eine sitzende Lebensweise.

Wenn man den Körper, insbesondere den unteren Teil, wieder in Bewegung bringt, können Blut und Lymphe besser zirkulieren. Damit kann sich auch die energetische Dimension des Körpers und des Geistes besser entfalten.

Ziele der Übungsfolge

- Beseitigung von Blockaden
- Verbesserung des Flusses im Blutkreislauf
- Erweiterung von Durchgängen im Kreislaufsystem
- Stärkung der Energie

Nützliche Hilfsmittel

- Stuhl
- Bolster
- Gurt
- Matte

Anspannung und Entspannung der Beine

Beseitigung von Energieblockaden

1. Du sitzt auf dem Stuhl, der Rücken ist angelehnt. Greife mit den Händen auf Höhe des Gesäßes die seitlichen Stuhlkanten.
2. Atme durch die Nase ein, bis die Lungen gefüllt sind, halte dann den Atem an.
3. Strecke mit angehaltenem Atem die Beine aus, hebe die Fersen vom Boden ab und ziehe die Zehen Richtung Körper. Halte die Beine einige Sekunden so gerade wie möglich, atme dann kräftig durch den Mund aus und entspanne die Beine. Wiederhole 2-mal. Stelle dir vor, dass du mit jedem Atemzug Energieblockaden löst.

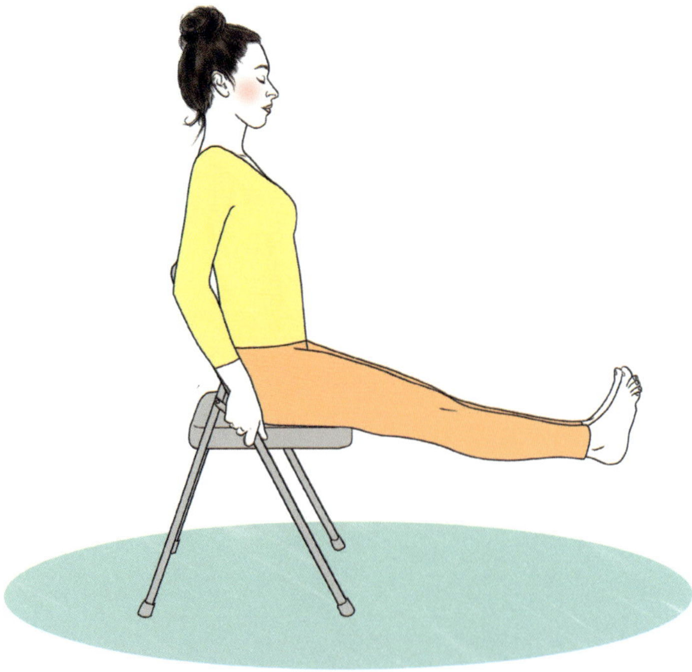

Halber Stock

Verbesserung der Durchblutung in den unteren Gliedmaßen

1. Du sitzt aufrecht auf dem Stuhl, der Rücken ist nicht angelehnt. Lege den Gurt auf Höhe des Großzehenballens unter den rechten Vorderfuß. Halte den Gurt mit beiden Händen, die Schultern bleiben dabei tief.
2. Strecke ausatmend das rechte Bein und führe es parallel zum Boden nach oben, ziehe dabei die Zehen Richtung Körper. Strecke einatmend die Zehen nach vorne, ziehe ausatmend die Zehen wieder Richtung Körper. Ziehe den Gurt mit den Händen Richtung Körper und halte das Bein stets gestreckt.
3. Wiederhole die Übung 10 Atemzüge lang, setze dann den rechten Fuß neben dem linken Fuß ab. Wiederhole die Übung mit dem anderen Bein.

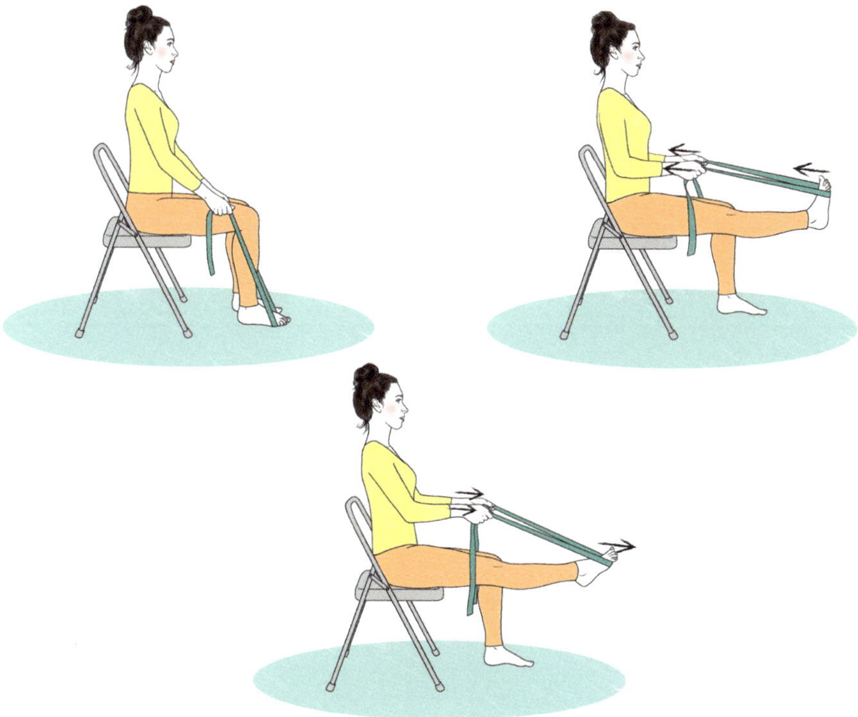

Bogen im Sitzen

Tiefgehende Dehnung zur Entgiftung des Hüftbeugers

1. Du sitzt auf der rechten Kante des Stuhlsitzes und umfasst mit der rechten Hand den rechten Knöchel. Kippe das Steißbein zwischen die Gesäßhälften nach vorne.
2. Ausatmend den linken Arm zur Decke strecken und den Scheitel nach oben schieben. Ziehe das Kinn leicht Richtung Hals. Ziehe die rechte Ferse in Richtung der rechten Gesäßhälfte. Dabei bleibt das Steißbein zwischen den beiden Gesäßhälften nach vorne gekippt.
3. Halte die Position 5 Atemzüge. Stelle dir dabei vor, bei jedem Atemzug deinen Körper von giftigen Gedanken zu befreien. Löse Arme und Bein und wiederhole die Asana auf der anderen Seite.

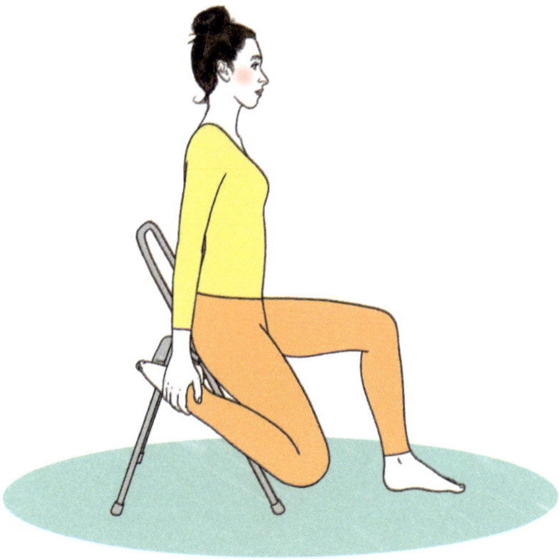

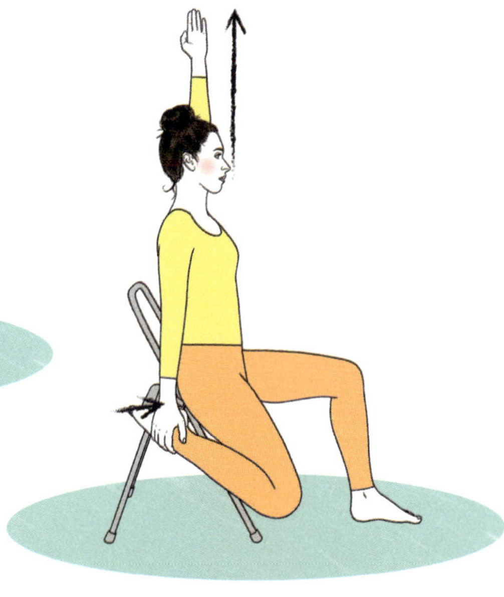

Tisch im halben Lotus

Hüftöffner zur Beseitigung von Giftstoffen in diesem Bereich

1. Du sitzt im vorderen Bereich der Sitzfläche und umfasst mit den Händen die Seiten der Sitzfläche. Die Füße stehen unter den Knien. Rolle die Schultern nach hinten und unten.
2. Lege die Außenseite des linken Fußgelenks auf den unteren Teil des rechten Oberschenkels knapp oberhalb des Knies. Hebe ausatmend das Gesäß vom Stuhl ab. Schiebe das Schambein in Richtung Decke und kippe dabei das Steißbein zwischen die beiden Gesäßhälften, um die Öffnung der Hüfte besser zu spüren. Presse den rechten Fuß auf den Boden, drücke die Hände auf den Stuhl. Ziehe das Kinn Richtung Hals.
3. Halte die Position 2 Atemzüge, setze dann das Gesäß sanft ab und wiederhole die Übung. Wechsle dann die Seiten und wiederhole die Asana.

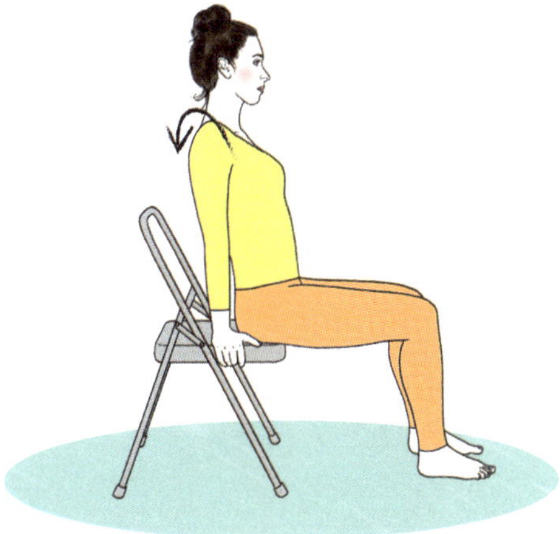

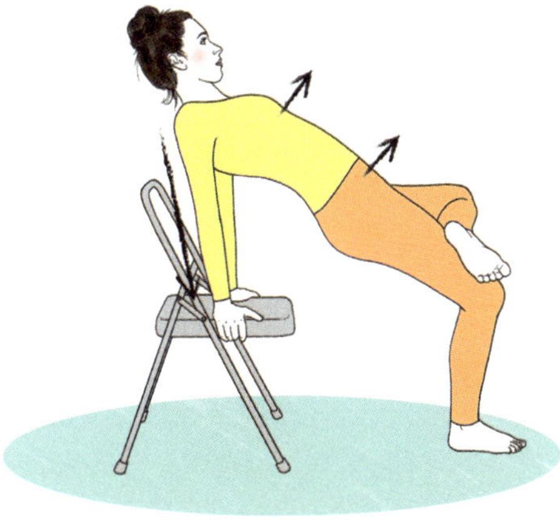

Große Pumpe

Verbesserung der Durchblutung

1. Du stehst aufrecht hinter dem Stuhl, die Hände liegen auf der Stuhllehne. Hebe einatmend die Fersen vom Boden und komme auf die Zehenspitzen.
2. Setze ausatmend die Fersen ab und beuge die Knie, als würdest du dich auf einen imaginären Stuhl setzen.
3. Strecke bei der nächsten Einatmung die Beine wieder und komme auf die Zehenspitzen. Wiederhole die Übung mindestens 5-mal. Spüre dabei, wie die Wärme den Unterkörper durchdringt.

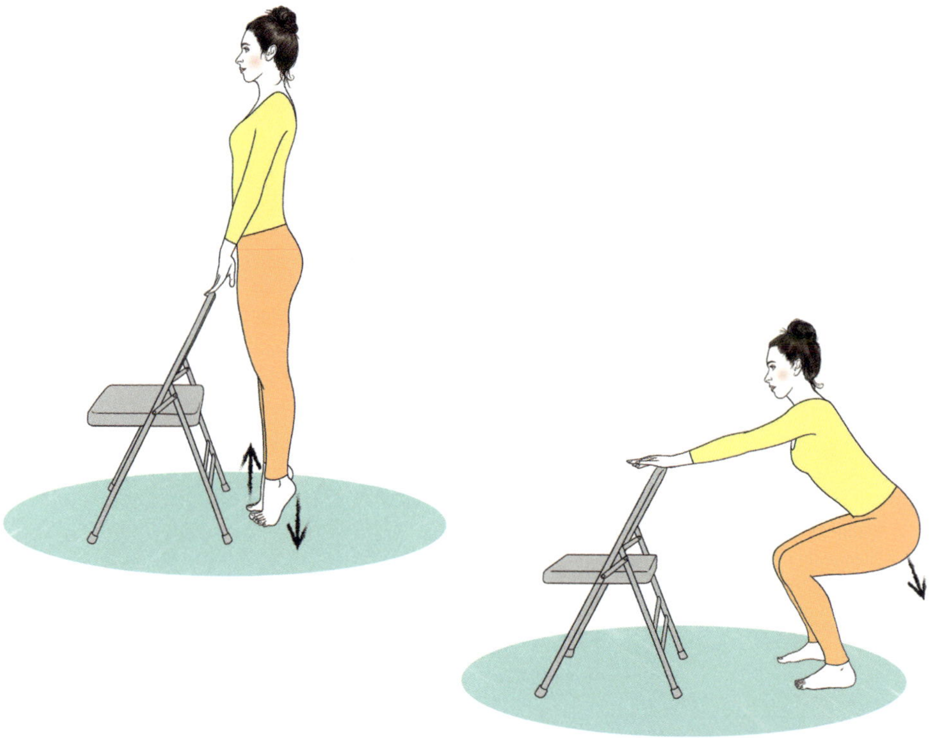

Die Quelle

Durchblutung und Energiefluss aktivieren

1. Du liegst auf dem Rücken auf deiner Matte, die Unterschenkel ruhen auf dem Stuhl.
2. Schiebe ein Bolster unter dein Becken und entspanne deinen Körper.

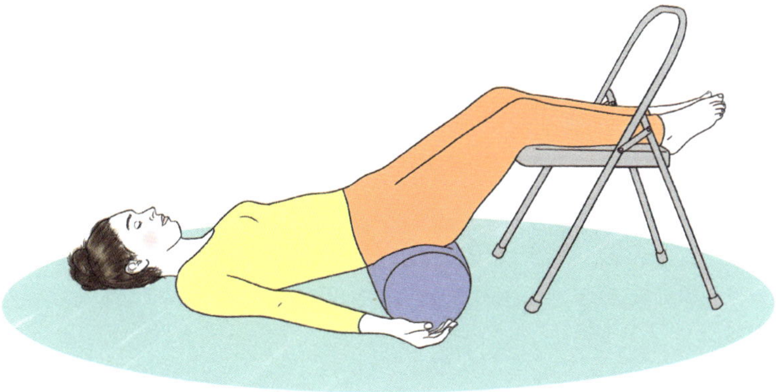

Scanne den QR-Code, schließe die Augen, entspanne deinen Körper und lasse dich ganz auf die Meditation ein. m-vg.de/link/stuhlyoga_07

DEIN INNERES GLEICH-GEWICHT

Das autonome Nervensystem ist der Bereich des Nervensystems, der für die Regulierung der automatischen Funktionen unseres Körpers zuständig ist.

Diese Funktionen laufen ab, ohne dass wir uns dessen wirklich bewusst sind oder uns körperlich oder geistig anstrengen müssen: Wir atmen, wir verdauen, unser Herz schlägt, unser Blut zirkuliert – und so weiter.

Das autonome Nervensystem hat zwei Seiten, die gegenläufig funktionieren. Der Sympathikus bereitet auf Handlungen vor, steuert die Anstrengung und regt die Ausschüttung von Adrenalin an. Der Parasympathikus verlangsamt den Organismus, steuert die Ruhe sowie die Wiederherstellung und bereitet auf die Erholung vor.

Wenn sie nacheinander aktiviert werden, entsteht ein stabiles Gleichgewicht, und das gesamte physische und emotionale Netzwerk wird reguliert. Dieser Wechsel aus Energetisierung und Wiederherstellung beeinflusst auch das Gleichgewicht des Nervensystems.

Ziele der Übungsfolge

- Beseitigung negativer Emotionen
- Ausgeglichenheit
- Anregung des Sympathikus
- Anregung des Parasympathikus

Nützliche Hilfsmittel

- Stuhl
- Gurt
- 2 Decken
- Wand

Nadi shodana oder Wechselatmung

Harmonisierung der wichtigsten Energiekanäle

1. Lege den rechten Daumen auf das rechte Nasenloch, den Zeige- und Mittelfinger zwischen die Augen und den Ringfinger auf das linke Nasenloch. Verschließe so die Nase.
2. Hebe den Ringfinger, um das linke Nasenloch zu öffnen, und atme ein. Lege dann den Ringfinger wieder auf das linke Nasenloch. Löse den rechten Daumen, um das rechte Nasenloch zu öffnen, und atme aus.
3. Das rechte Nasenloch bleibt offen – einatmen, dann das rechte Nasenloch mit dem rechten Daumen schließen. Hebe den Ringfinger vom linken Nasenloch und atme aus.
4. Auf diese Weise etwa 10 Atemzyklen langsam, sanft und in einem gleichmäßigen Rhythmus fortfahren.

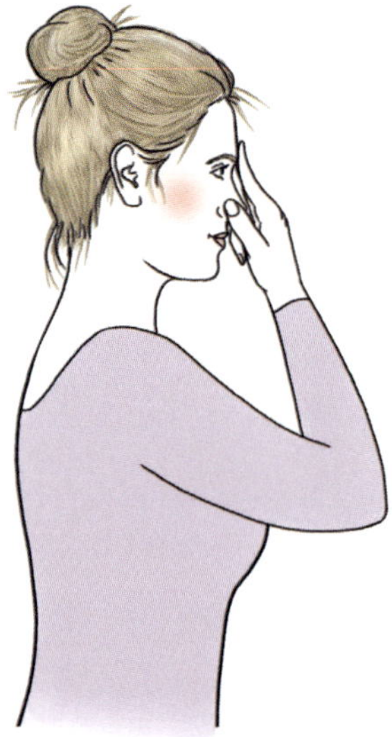

Baum auf dem Stuhl

Gleichgewichtsübung

1. Du stehst aufrecht auf dem Stuhl, mit dem Gesicht zu einer Wand, und stützt dich zur Sicherheit mit den Fingerspitzen ab. Lege nun das Gewölbe des rechten Fußes an die Innenseite des linken Fußgelenks. Richte den Blick waagrecht auf einen festen Punkt an der Wand.
2. Richte dich auf, dein Scheitel strebt zum Himmel. Drehe das rechte Knie nach außen. Linke Hüfte, Knie und Fuß befinden sich in einer Linie. Die Hüften bleiben parallel. Finde dein Gleichgewicht und lege die Hände auf die Hüften. Atme natürlich und so ruhig wie möglich. Halte die Position 5 Atemzyklen, wiederhole dann die Übung auf dem anderen Bein.
3. Wenn du dich sicher fühlst, kannst du den »echten« Baum versuchen und den Fuß an die Innenseite des Oberschenkels setzen.

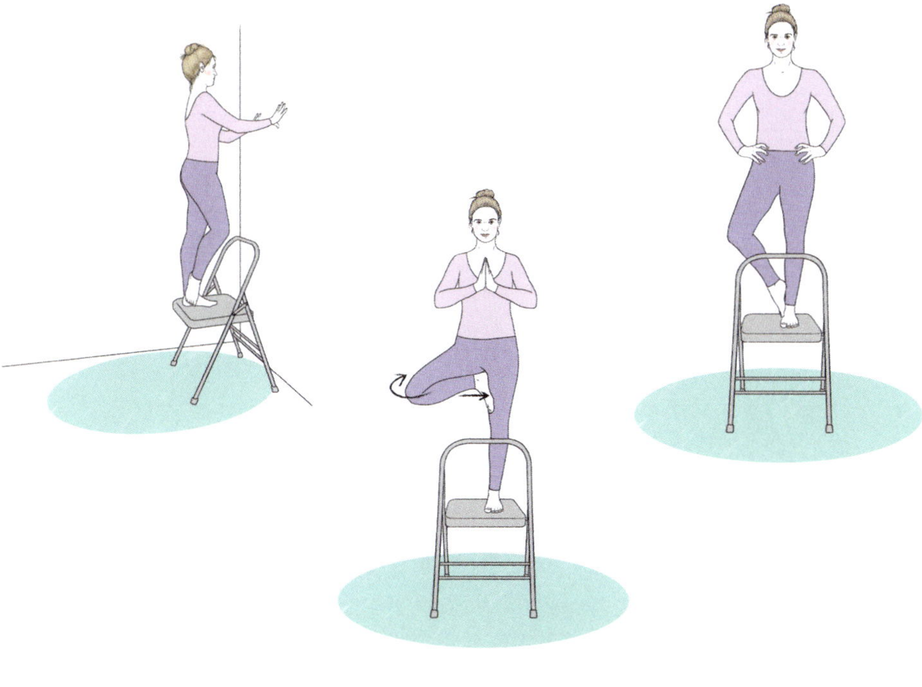

Tor

Energie im Körper aufsteigen lassen, um den Sympathikus zu aktivieren

1. Du stehst links neben dem Stuhl und legst die rechte Ferse auf die Sitzfläche. Das Bein ist gestreckt. Schließe einen Gurt zu einem Ring in Schulterbreite und lege ihn um die Unterarme. Hebe die Arme.
2. Senke ausatmend die Arme in Richtung des rechten Fußes auf dem Stuhl, sodass der Oberkörper einen Bogen beschreibt. Halte dabei den Gurt mit den Unterarmen gespannt.
3. Halte den Oberkörper offen, als ob du die Brust zum Himmel drehen wolltest. Beide Beine sind gestreckt. Schaffe in deiner Taille Raum, indem du spürst, wie die Energie von deinen Füßen bis zu deinen Fingerspitzen aufsteigt. Halte die Position etwa 5 Atemzüge, wechsle dann die Seite.

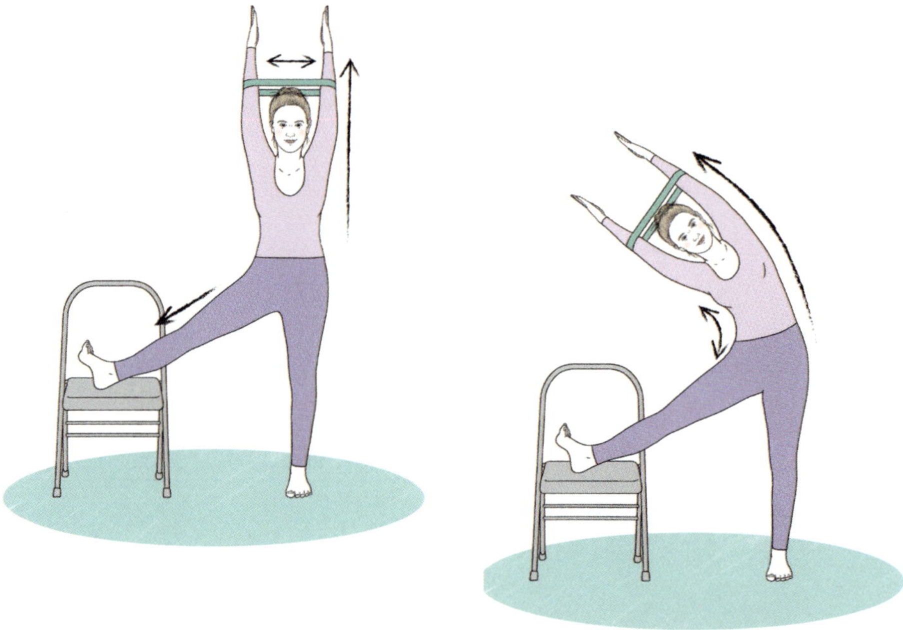

Gestützte Vorbeuge im Ausfallschritt

Aufsteigende Energie stabilisieren

1. Du stehst aufrecht mit dem Gesicht Richtung Stuhllehne und setzt das rechte Bein einen großen Schritt nach hinten.
2. Strecke die Arme nach vorne und lege die Handgelenke auf die Rückenlehne. Passe den Abstand zum Stuhl so an, dass der Oberkörper parallel zum Boden ist. Die Beine sind gestreckt, der hintere Fuß ist um 30 Grad nach außen gedreht.
3. Benutze den Stuhl als Stütze und strecke die Wirbelsäule. Die Hüften bleiben auf einer Linie. Halte die Position 5 Atemzüge. Spüre dabei, wie die Energie den ganzen Körper durchströmt. Wechsle dann die Seiten.

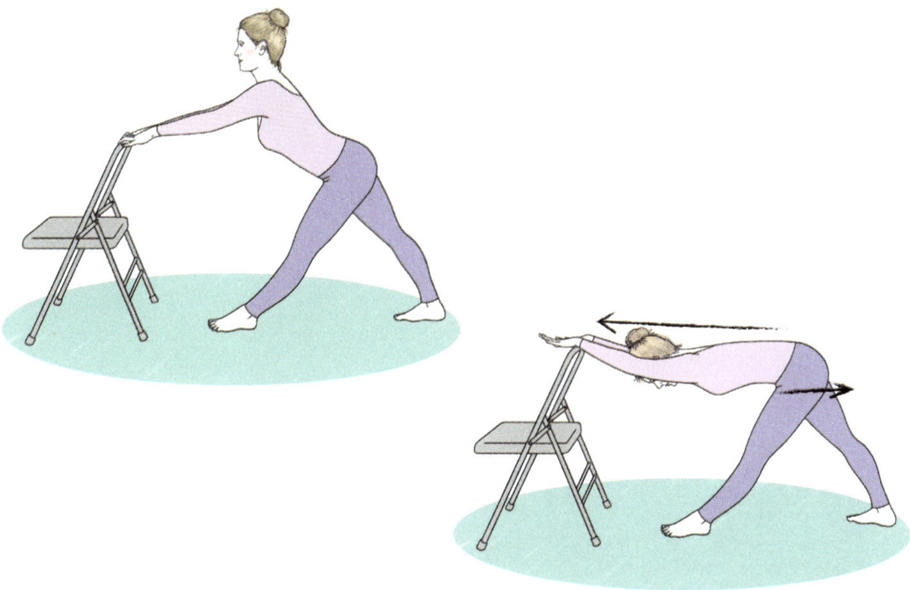

Großer Winkel über der Lehne

Den Geist beruhigen, um den Parasympathikus zu aktivieren

1. Du stehst aufrecht mit dem Gesicht Richtung Stuhllehne. Die Oberkante der Lehne befindet sich auf Höhe der vorderen Leisten. Lege, falls nötig, zwei Blöcke unter die Füße. Lege je eine gefaltete Decke auf die Sitzfläche und über die Rückenlehne, um es dir bequemer zu machen.
2. Beuge dich vor und lasse dann dein Körpergewicht los. Forme mit den Händen ein Kissen, auf das du deine Stirn legen kannst.
3. Lasse die Schwerkraft wirken. Die Sitzbeinhöcker streben ganz natürlich Richtung Himmel und der gesamte Rücken fließt in einer passiven Dehnung Richtung Boden. Halte die Position etwa 10 Atemzyklen, richte dann den Rücken ganz langsam wieder auf.

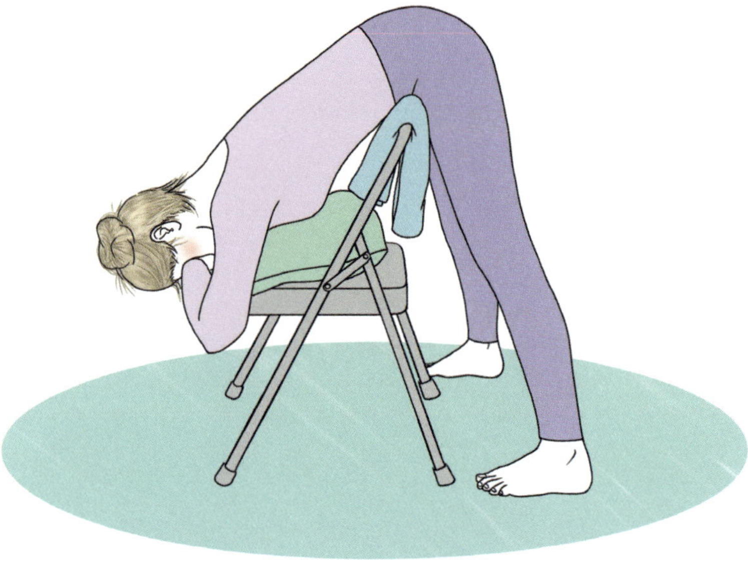

Die richtige Haltung

Das eigene Gleichgewicht finden

1. Du sitzt auf dem Stuhl, der Rücken ist angelehnt. Falls gewünscht, kannst du eine Decke über die Lehne hängen, damit du es bequemer hast und den Rücken gerade halten kannst. Lege die Hände auf die oberen Oberschenkel, die Handflächen sind zum Himmel gedreht.
2. Rolle die Schultern nach hinten unten und lasse den Nacken lang.

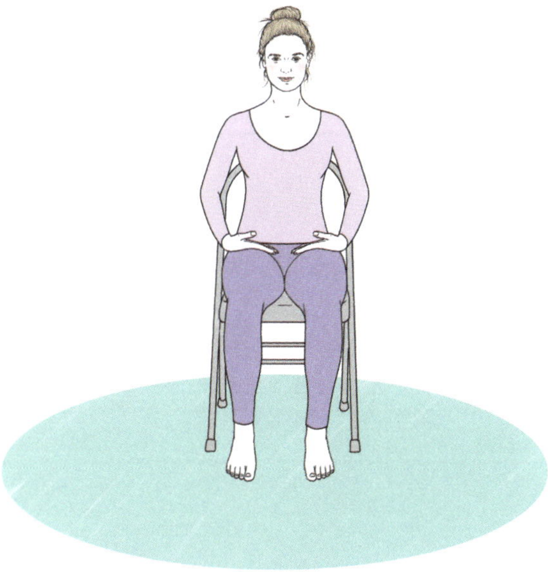

Scanne den QR-Code, schließe die Augen, entspanne deinen Körper und lasse dich ganz auf die Meditation ein.
m-vg.de/link/stuhlyoga_08

DEINE KONZEN-TRATION FÖRDERN

Konzentration bedeutet, sich zu sammeln und bei der Sache zu sein. In Bezug auf das Gehirn spricht man auch davon, die Gedanken zusammenzuhalten.

Studien zufolge gehen uns jeden Tag durchschnittlich 60 000 Gedanken durch den Kopf, manchmal bewusst, manchmal unbewusst.

Heutzutage wird unser Gehirn immer stärker beansprucht, vor allem durch die modernen Kommunikationsmittel, die in unserem Alltag eine zunehmende Rolle spielen.

Für das Wohl von Geist und Körper ist es gut, sich von Zeit zu Zeit kleine Pausen zu gönnen.

Indem wir uns spüren, auf uns hören und die Realität bewusst wahrnehmen, werden wir achtsam und können wieder eins werden mit unserer Intuition, um Entscheidungen zu treffen und unser Leben neu zu justieren.

Ziele der Übungsfolge

- sich neu zentrieren
- spüren
- die Konzentration anregen
- Klarsicht entwickeln

Nützliche Hilfsmittel

- Stuhl
- Decke
- Block
- Matte

Trataka oder fixierter Blick

Bei sich selbst ankommen

1. Du sitzt auf der vorderen Sitzfläche. Die Füße sind hüftbreit geöffnet und stehen flach auf dem Boden. Der Rücken ist aufgerichtet und berührt die Stuhllehne nicht. Deine Augen sind offen, der Blick ist weich. Strecke einatmend den linken Arm waagrecht nach vorne, der Daumen zeigt Richtung Himmel. Halte den Atem an, fixiere den Daumen mit den Augen und führe ihn langsam zwischen die Augen.
2. Lege den Daumen kurz ab und schließe die Augen, atme dabei ganz natürlich, als wolltest du dich mit dir selbst verbinden. Wiederhole 2-mal mit dem linken Arm. Lege danach die Hand wieder auf den Oberschenkel und führe die Übung mit dem anderen Arm aus.

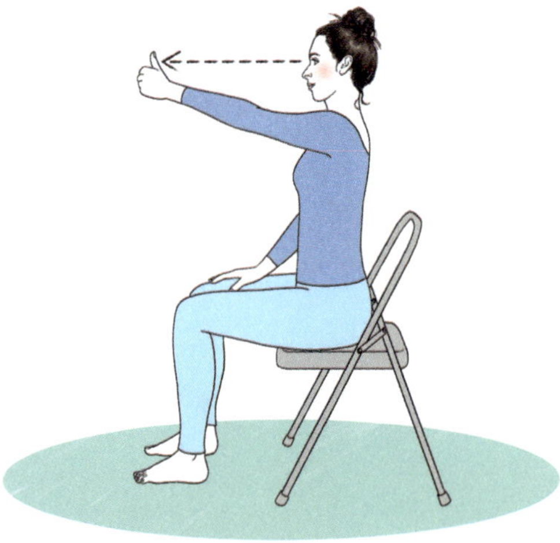

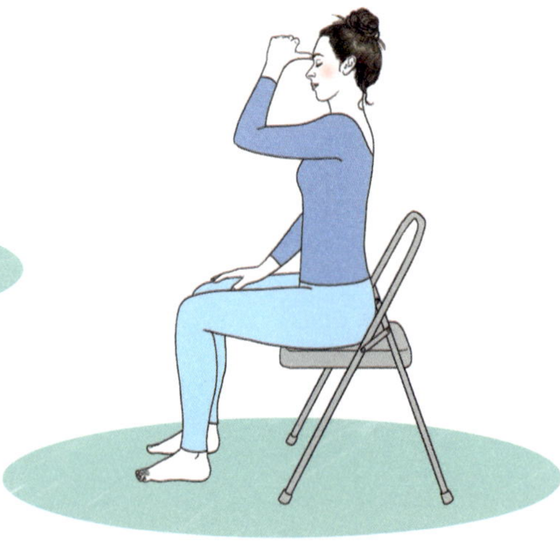

Baum im Sitzen und Hakini mudra

Die eigene Mitte finden

1. Du sitzt entspannt. Die Füße sind hüftbreit geöffnet und stehen fest auf dem Boden. Stelle den linken Fuß auf den großen Zeh, um das Knie leicht anzuheben. Falte die Hände in der Gebetshaltung vor der Brust.
2. Hebe ausatmend den linken Fuß einige Zentimeter an. Der Scheitel strebt zur Zimmerdecke. Löse die Hände so weit voneinander, dass sich nur noch die Spitzen der Finger berühren (die Hände bilden eine Art Tipi).
3. Nimm die Berührung der Finger bewusst wahr und stelle dir dabei vor, dich mit allen Elementen der Erde zu verbinden. Setze den Fuß wieder ab, wenn es zu anstrengend wird. Wiederhole die Übung mit dem anderen Bein.

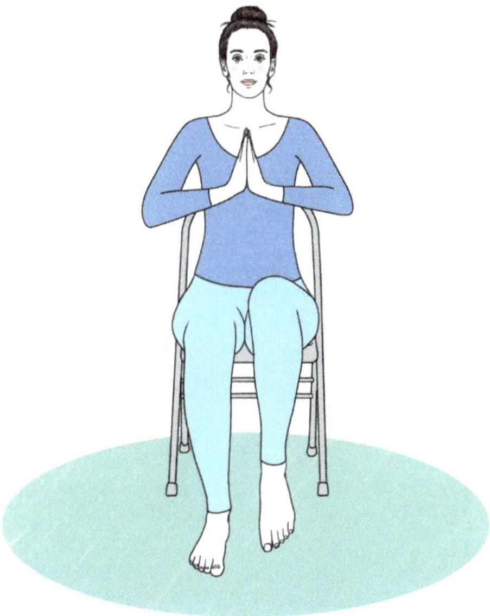

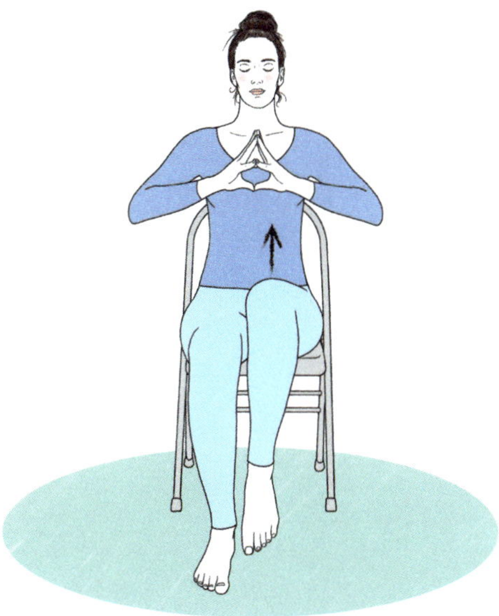

Denker

Das Chakra des Dritten Auges öffnen, um Klarsicht zu gewinnen

1. Du sitzt in aufrechter Haltung auf dem Stuhl. Ziehe das linke Bein zum Bauch. Greife das Schienbein mit beiden Händen und verschränke die Finger.
2. Atme tief ein, führe dann ausatmend die Stirn zum linken Knie. Dabei rundet sich der Rücken. Spüre, wie der Druck des linken Knies das Dritte Auge öffnet. Halte die Position 5 Atemzüge, wiederhole die Übung dann mit dem anderen Bein.

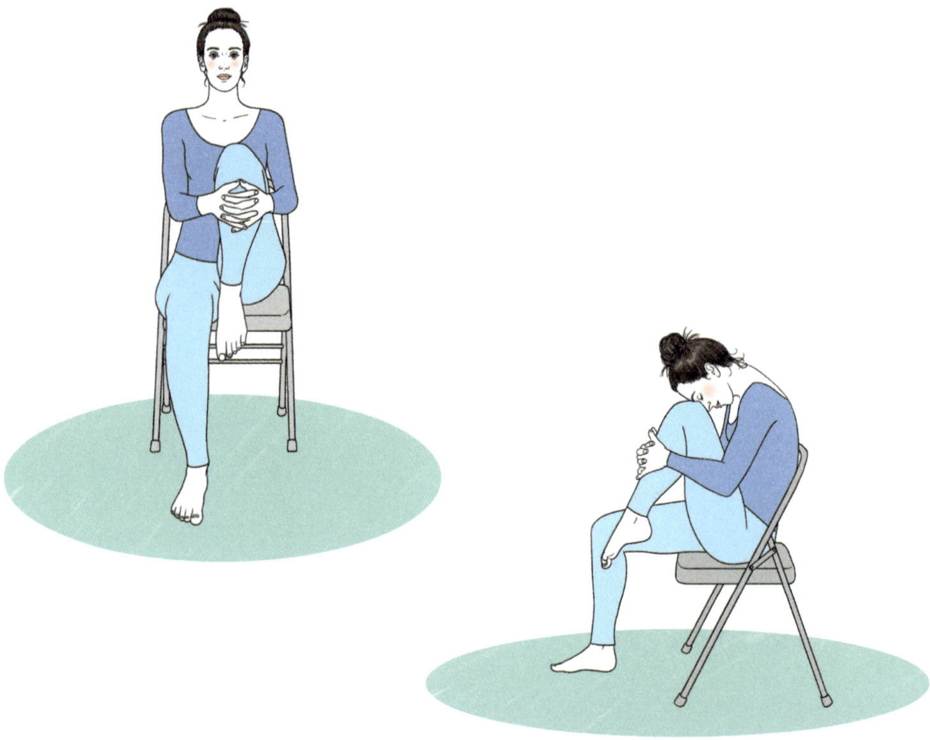

Großer Winkel mit Vorbeuge, Stirn auf dem Block

Förderung der Konzentration

1. Lege einen Block auf die Sitzfläche des Stuhls. Du stehst aufrecht vor der Sitzfläche des Stuhls. Die Beine sind weit gegrätscht, die Füße stehen parallel. Umfasse die Seitenkanten der Sitzfläche. Der Oberkörper ist parallel zum Boden.
2. Lege ausatmend die Stirn auf dem Block ab, beuge dabei bei Bedarf die Knie leicht. Greife die vorderen Stuhlbeine mit den Händen. Halte die Asana 5 Atemzüge. Stelle dir dabei vor, wie du deine Konzentration aktivierst.
3. Richte dich in zwei Phasen auf. Bringe zuerst die Hände wieder rechts und links vom Block an die Sitzfläche und strecke den Rücken, sodass er parallel zum Boden ist. Rolle dich dann langsam Wirbel für Wirbel auf. Richte zuletzt den Kopf auf.

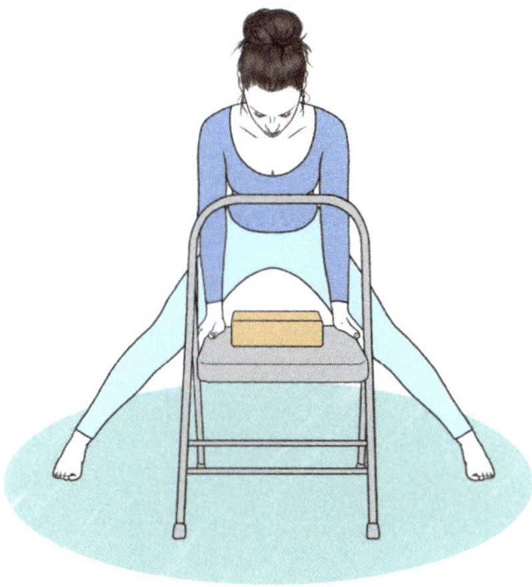

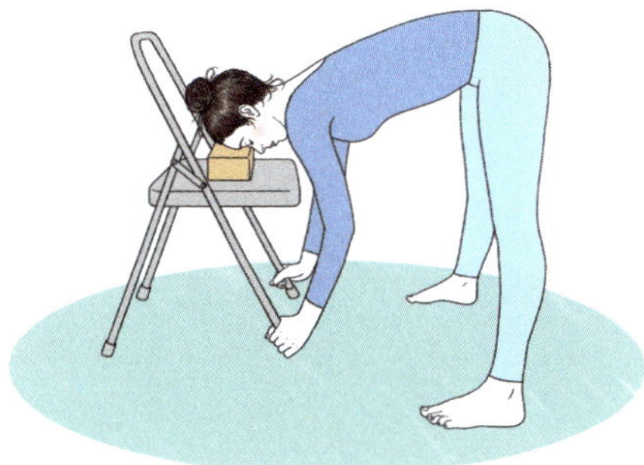

Schneidersitz mit Vorbeuge

Förderung der Klarsicht

1. Lege eine gefaltete Decke auf die Sitzfläche des Stuhls. Du sitzt im Schneidersitz vor der Sitzfläche.
2. Ausatmend die Unterarme kreuzen und auf den Stuhl legen, dann die Stirn auf die Unterarme legen, dabei die Nase zum Atmen frei lassen.
3. Entspanne den Nacken und lasse den Kopf schwer werden. Nimm bewusst wahr, wie sich die Berührung von Stirn und Unterarmen anfühlt. Nimm etwa 10 tiefe Atemzüge, um die Fähigkeit zur Klarsicht zu stärken.
4. Richte den Oberkörper langsam auf, überkreuze die Beine entgegengesetzt und wiederhole die Übung.

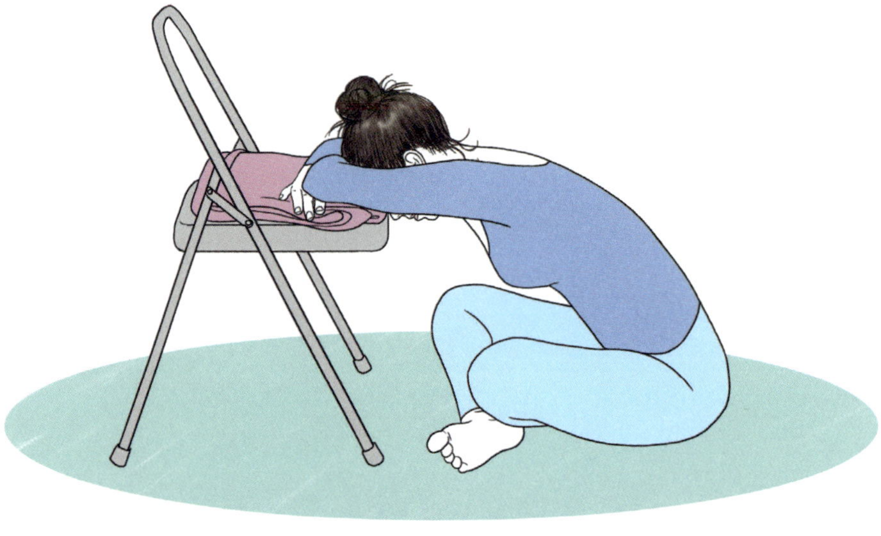

Die Antwort des Tieres

In dich hineinhorchen

Du liegst auf dem Rücken auf deiner Matte auf dem Boden vor dem Stuhl. Die Unterschenkel ruhen auf dem Stuhl (lege eine Decke unter, um es noch bequemer zu haben). Lege einen Block auf deine Stirn.

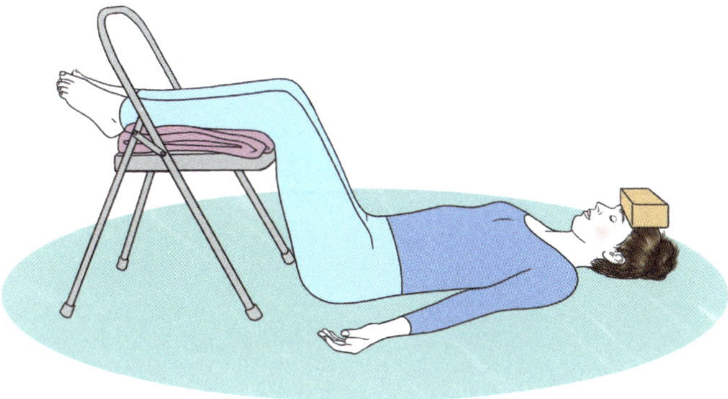

Scanne den QR-Code, schließe die Augen, entspanne deinen ganzen Körper und lasse dich ganz auf die Meditation ein. m-vg.de/link/stuhlyoga_09

DEINE STÄRKE UND DEIN SELBST-VERTRAUEN

Viele Fähigkeiten sind dem Menschen angeboren. Sofern keine Krankheiten oder Behinderungen vorliegen, kommt jeder Mensch mit einer gewissen Anzahl körperlicher und geistiger Fähigkeiten zur Welt.

Andere werden im Laufe des Lebens erworben und können durch Lebensereignisse gestärkt oder beeinträchtigt werden.

Selbstvertrauen und Stärke sind erworbene Fähigkeiten. Sie können durch Erfahrungen im Leben wachsen. Aber auch die Lebenseinstellung, die Körperhaltung und die Macht der Absicht sind Faktoren, die dazu beitragen können, Selbstvertrauen und Charakterstärke zu gewinnen.

Wer im Alltag gut in seinem eigenen Körper verankert ist, gewinnt Motivation, Entschlossenheit und den Glauben an die eigenen Ressourcen.

Ziele der Übungsfolge

- **Energie gewinnen**
- **Körper und Geist stärken**
- **Selbstvertrauen entwickeln**

Nützliche Hilfsmittel

- **Stuhl**
- **Block**
- **Bolster**
- **Wand**
- **Matte**

Bhastrika oder Blasebalg-Atmung

Energie aktivieren

1. Du sitzt auf dem Stuhl. Die Füße sind hüftbreit geöffnet und stehen flach auf dem Boden. Der Rücken ist aufgerichtet und berührt die Stuhllehne nicht. Drehe den Kopf nach rechts und verschließe das rechte Nasenloch mit dem rechten Daumen.
2. Strecke einatmend den linken Arm zum Himmel und atme ruckartig durch das linke Nasenloch aus. Winkle gleichzeitig den linken Arm an und gib den Rippen mit dem Ellenbogen einen kleinen Stoß. Wiederhole 10-mal auf der linken Seite (die Bewegungen und Atemzüge sind recht schnell). Spüre dabei, wie die Energie allmählich zunimmt.
3. Wechsle zur linken Seite und wiederhole 10-mal. Wiederhole danach die Übung 10-mal mit beiden Armen. Dabei ist der Kopf mittig und du atmest durch beide Nasenlöcher.

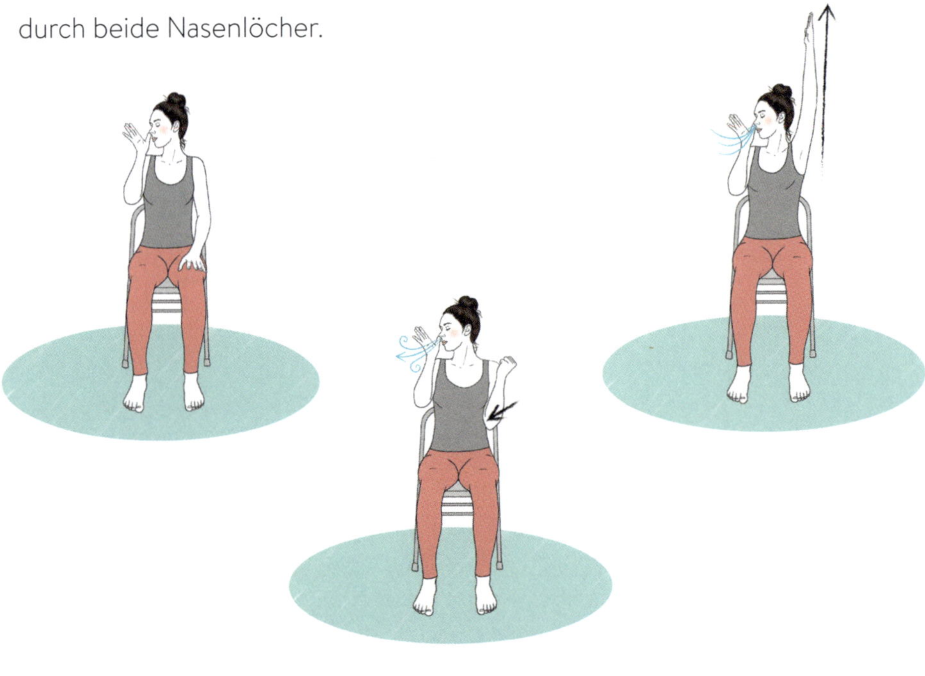

Dreieck

Den Körper öffnen, um Energie freizusetzen

1. Du stehst aufrecht mit weit gegrätschten Beinen, der Stuhl steht rechts von dir. Der rechte Fuß ist um 90 Grad nach außen gedreht, die Zehen befinden sich auf einer Linie mit dem Stuhl. Der linke Fuß ist leicht nach innen gedreht. Hüfte und Schultern zeigen nach vorne, die Arme sind zu beiden Seiten ausgestreckt und parallel zum Boden.
2. Neige ausatmend den Oberkörper nach rechts und lege die rechte Handfläche auf die Sitzfläche des Stuhls. Strecke den linken Arm zur Decke. Drehe den Kopf nach oben. Der Blick geht zu den Fingerspitzen der linken Hand. Dabei bleibt der Nacken gestreckt. Spüre, wie sich die linke Hüfte und der linke Brustkorb in Richtung Himmel öffnen. Halte die Asana 5 Atemzüge, spüre dabei bewusst in die Öffnung. Wechsle danach die Seiten.

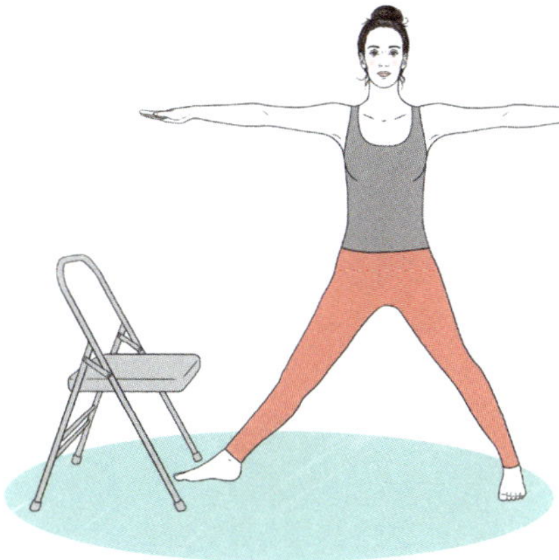

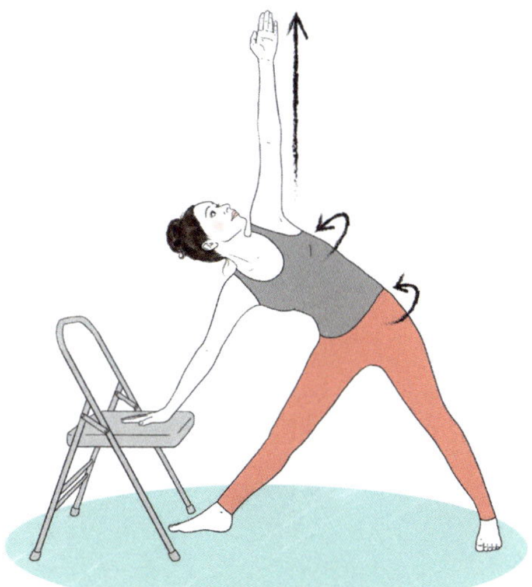

Krieger 2 zu Pferd

Blick und Haltung fixieren, um die Motivation zu stärken

1. Du sitzt rittlings auf dem Stuhl, das Gesicht zur Lehne. Der rechte Oberschenkel liegt auf der Sitzfläche des Stuhls. Der rechte Fuß ist um 90 Grad nach außen gedreht und steht direkt unter dem Knie fest auf dem Boden. Das linke Bein ist gestreckt, der Fuß ist leicht nach innen gedreht.
2. Strecke ausatmend die Arme seitlich parallel zum Boden aus. Drehe gleichzeitig den Kopf nach rechts und richte den Blick auf die Spitze des Mittelfingers. Die Arme sind von den Schultern bis zu den Fingerspitzen gestreckt.
3. Spüre die Entschlossenheit deines Blicks und stelle dir vor, dass du dir ein Ziel setzt, das du erreichen möchtest. Halte die Asana 5 Atemzüge, wiederhole die Übung dann auf der anderen Seite.

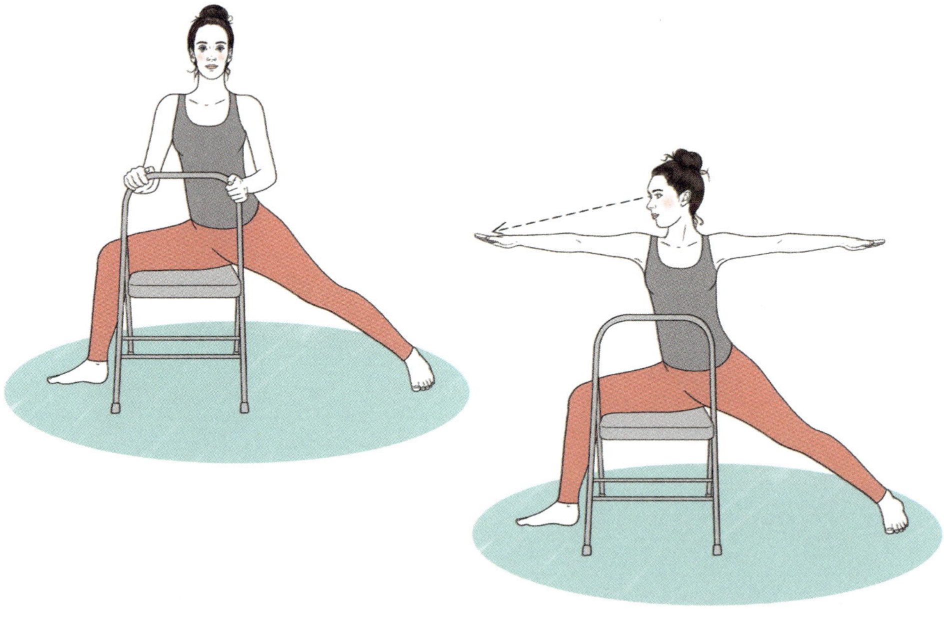

Krieger 1

Die Entschlossenheit stärken

1. Stelle den Stuhl vor eine Wand. Der Abstand sollte so groß sein, dass dein linker Fuß die Wand berührt und der rechte unter dem Stuhl steht. Passe diesen Abstand der Beweglichkeit deiner Beine an. Die Hände liegen auf der Rückenlehne.
2. Beuge ausatmend das rechte Bein, bis der Oberschenkel parallel zum Boden ist. Drücke die linke Ferse gegen die Wand. Kippe das Steißbein zwischen den Gesäßhälften nach vorne. Schiebe den Scheitel Richtung Decke, ziehe das Kinn leicht Richtung Hals. Der Blick ist entschlossen und waagrecht nach vorne gerichtet.
3. Versuche nun, deine Hände von der Lehne zu lösen und strecke deine Arme nach oben, den Oberarm auf Höhe der Ohren, die Finger weit gestreckt, die Schultern tief. Halte die Asana 5 Atemzüge, wiederhole dann die Übung auf der anderen Seite.

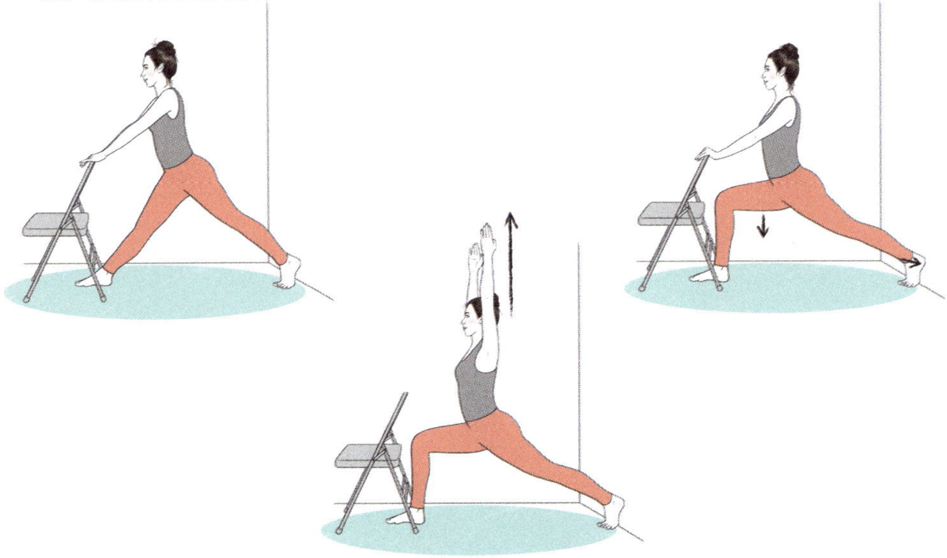

Umgekehrtes Brett

Stärke freisetzen

1. Du sitzt auf der Vorderkante des Stuhls und umfasst die Seiten der Sitzfläche mit den Händen. Die Beine sind gestreckt. Rolle die Schultern nach hinten und unten. Ziehe das Kinn leicht Richtung Hals.
2. Hebe ausatmend das Gesäß vom Stuhl und schiebe das Becken in Richtung Zimmerdecke. Drücke die Zehen fest in den Boden. Kippe das Steißbein zwischen den beiden Gesäßhälften nach vorne.
3. Wenn du keine Beschwerden im Nacken hast, dehne den Hals und führe den Blick nach hinten. Andernfalls bleibt das Kinn leicht zur Brust gezogen. Halte 2 Atemzüge – wenn möglich auch länger. Spüre dabei deine Kraft. Wenn nötig, setze dein Gesäß kurz auf dem Stuhl ab und beginne erneut.

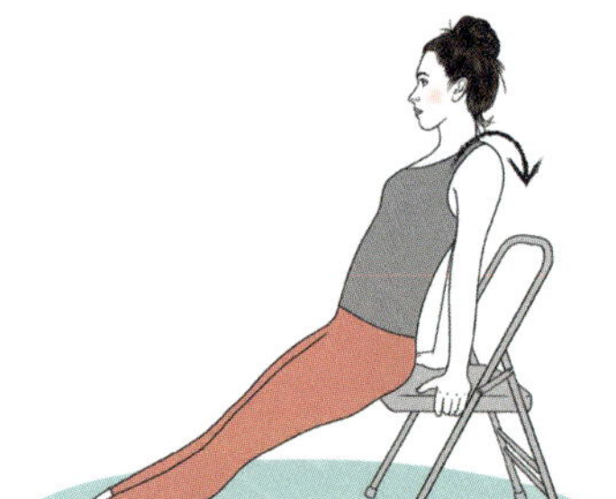

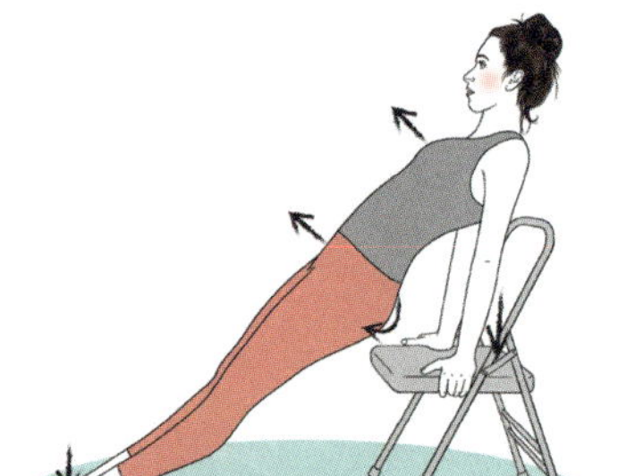

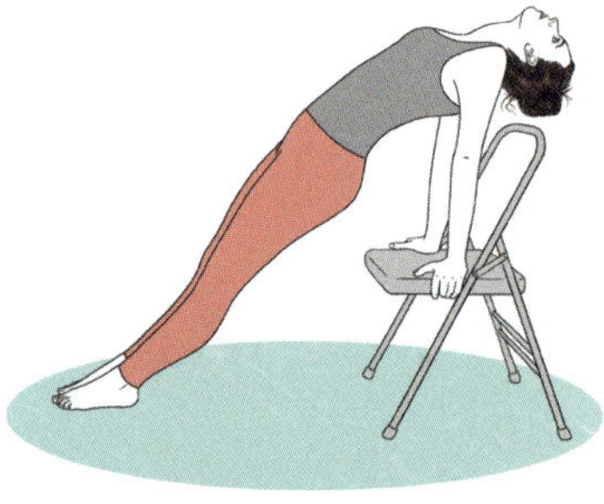

An dich selbst glauben

Das Selbstvertrauen stärken

1. Lege eine Matte vor dem Stuhl auf den Boden. Darauf legst du ein Bolster. Lege dich mit dem Rücken auf das Bolster. Schiebe einen Block unter dein Gesäß und lege die Unterschenkel auf dem Stuhl ab.
2. Nimm die Arme über den Kopf und umfasse die Ellenbogen.

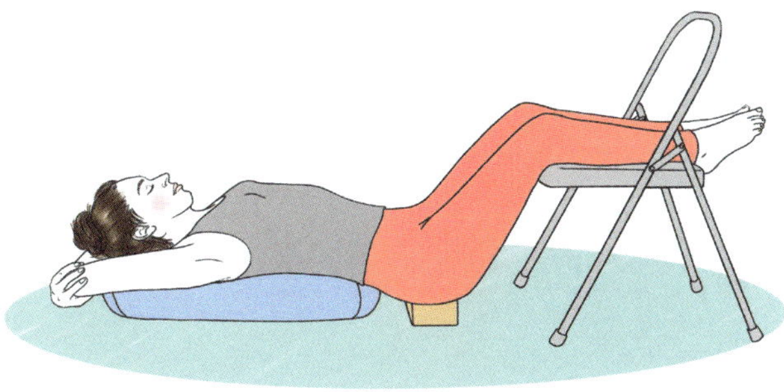

Scanne den QR-Code, schließe die Augen, entspanne deinen ganzen Körper und lasse dich ganz auf die Meditation ein.
m-vg.de/link/stuhlyoga_10

INTENSIVE ÜBUNGSFOLGE

Diese Übungsfolge richtet sich an alle, die regelmäßig Sport treiben oder Yoga praktizieren. Wenn du alle vorherigen Sequenzen geübt hast, kannst du sie ebenfalls ausprobieren. Was wir uns selbst zutrauen, wird meist vom Verstand bestimmt, darum ist es gut, einmal etwas mehr zu versuchen und damit die eigenen Grenzen auszuloten. Denn wir setzen unsere eigenen Grenzen. Wenn wir feststellen, dass unser Körper bereit ist, eine bestimmte Hürde zu nehmen, sind wir einen großen Schritt weitergekommen.

Es gibt Momente im Leben, in denen es notwendig ist, das innere Feuer zu aktivieren und aktiv zu werden. Wir können uns unsere Zukunft nicht einfach ausmalen, wir müssen konkret handeln, Grundlagen schaffen, Fundamente bauen. Wir müssen die konstruktive Energie in uns suchen. Es ist eine Energie, die leuchtet, aber nicht blendet, die wärmt, aber nicht verbrennt.

Diese Übungsfolge kann auch hilfreich sein, wenn du dich beispielsweise auf ein Vorstellungsgespräch vorbereiten möchtest, bei dem du stabil, stark und selbstbewusst sein möchtest. Setze alles auf eine Karte und lasse deinen inneren Löwen frei.

Ziele der Übungsfolge

- dein inneres Feuer entfachen
- die Kraft des Yang freisetzen
- deine Energien ins Gleichgewicht bringen

Nützliche Hilfsmittel

- Stuhl
- Decke

Kapalabhati oder Feueratmung

Das innere Feuer entfachen

1. Setze dich so auf den Stuhl, dass deine Wirbelsäule gestreckt und dein Bauch frei ist. Konzentriere dich auf deinen Bauch.
2. Atme stoßweise nacheinander kräftig und kurz aus, als ob du Mücken aus den Nasenlöchern ausstoßen wolltest. Bei jeder Ausatmung wird der Bauchnabel in Richtung Lendenwirbelsäule gedrückt.
3. Atme normal und ohne Anstrengung ein. Mache anschließend etwa 10 schnelle, kräftige Atemzüge und atme wieder normal und natürlich. Wiederhole diesen Ablauf mindestens 3-mal und stelle dir dabei ein kleines Feuer in deinem Bauch vor, das sich in alle Richtungen (Breite, Länge und Tiefe) ausdehnt.

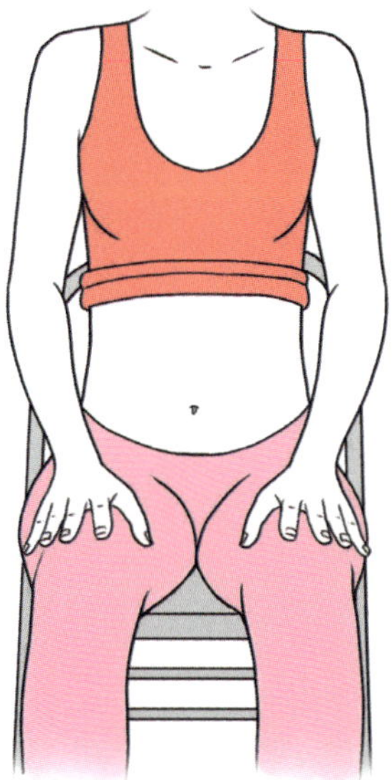

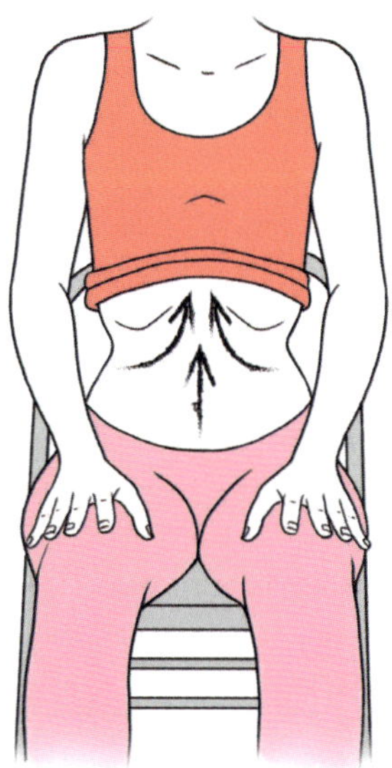

Krieger 3

Deine eigene Vitalität freisetzen

1. Du stehst hinter dem Stuhl, die Hände liegen auf der Rückenlehne. Beuge dich vor, bis der Oberkörper parallel zum Boden ist. Die Arme sind gestreckt, die Knie direkt unter den Hüften.
2. Strecke das linke Bein in Verlängerung deines Körpers aus. Dein Körper bildet von der Schädeldecke bis zur linken Ferse eine Linie.
3. Senke die linke Hüfte etwas, um die Beckenkämme auf eine Höhe zu bringen. Der Rücken ist gerade. Halte die Asana 5 Atemzyklen, wechsle dann die Seite.

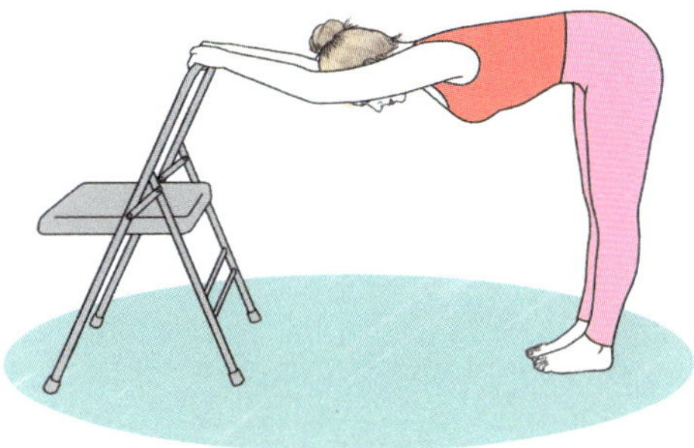

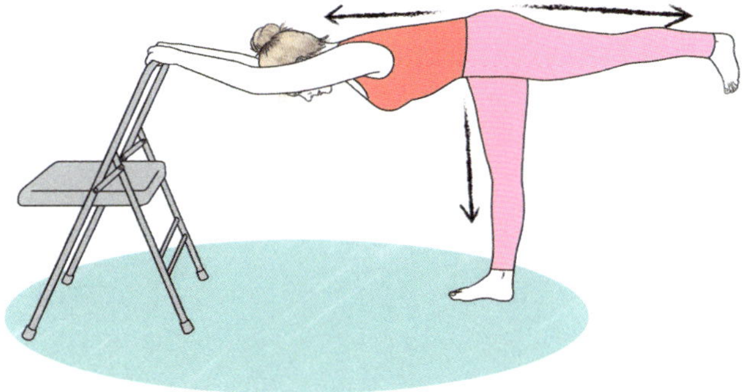

Heuschrecke

Deine eigene Kraft stärken

1. Du stehst hinter dem Stuhl. Stütze die vorderen Leisten auf die Rückenlehne. Greife mit den Händen die beiden Seitenkanten der Sitzfläche.
2. Hebe die Beine zum Himmel, senke gleichzeitig den Oberkörper, bis der obere Brustkorb auf der Vorderseite der Sitzfläche liegt.
3. Hebe das Kinn und strecke kraftvoll die Beine. Ziehe die gebeugten Ellenbogen fest an die Rippen. Rolle die Schultern nach hinten, um dem Nacken Raum zu geben. Ziehe die Schulterblätter in Richtung Gesäß. Rolle beide Oberschenkel nach innen, um den unteren Rücken zu lockern.
4. Halte die Position 5 Atemzüge, senke dann langsam die Beine und komme in die Ausgangsposition zurück.

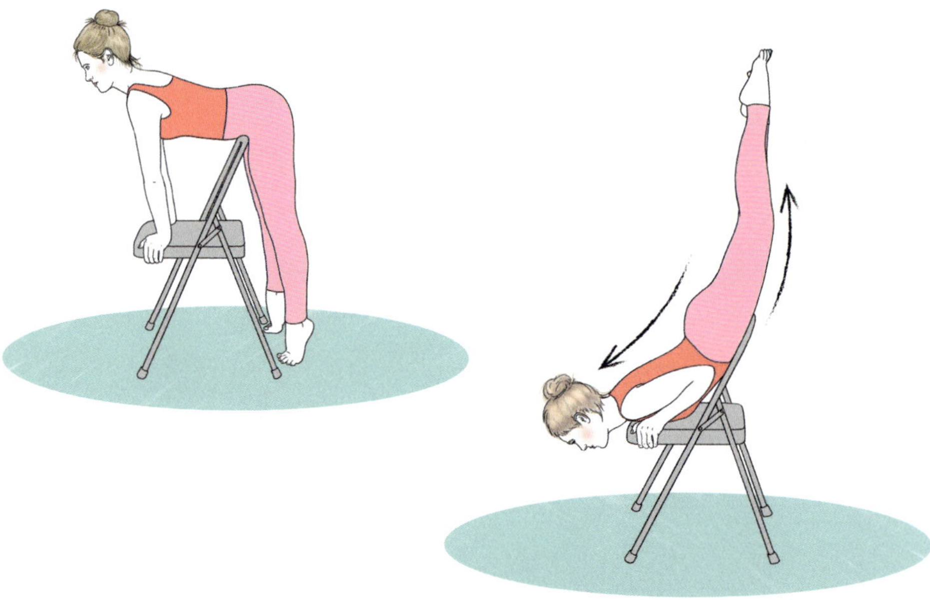

Brett auf der Lehne

Deine Yang-Energie erproben

1. Du stehst hinter dem Stuhl. Wenn du es bequemer haben willst, lege eine gefaltete Decke über die Lehne. Stütze die vorderen Leisten auf die Rückenlehne. Die Hände liegen flach auf der Sitzfläche.
2. Stütze dich mit den Oberschenkeln auf der Rückenlehne und mit den Händen auf der Sitzfläche ab, und hebe die Beine in die Waagrechte. Die Arme sind gebeugt, die Ellenbogen sind zur Brust gezogen.
3. Strecke die Arme und finde dein Gleichgewicht. Der gesamte Körper sollte horizontal und vollständig parallel zum Boden ausgerichtet sein. Die Beine bleiben gestreckt und bilden eine Linie mit dem Körper. Wirbelsäule und Nacken sind gestreckt, das Steißbein kippt nach vorne. Halte die Position mindestens 3 Atemzüge.

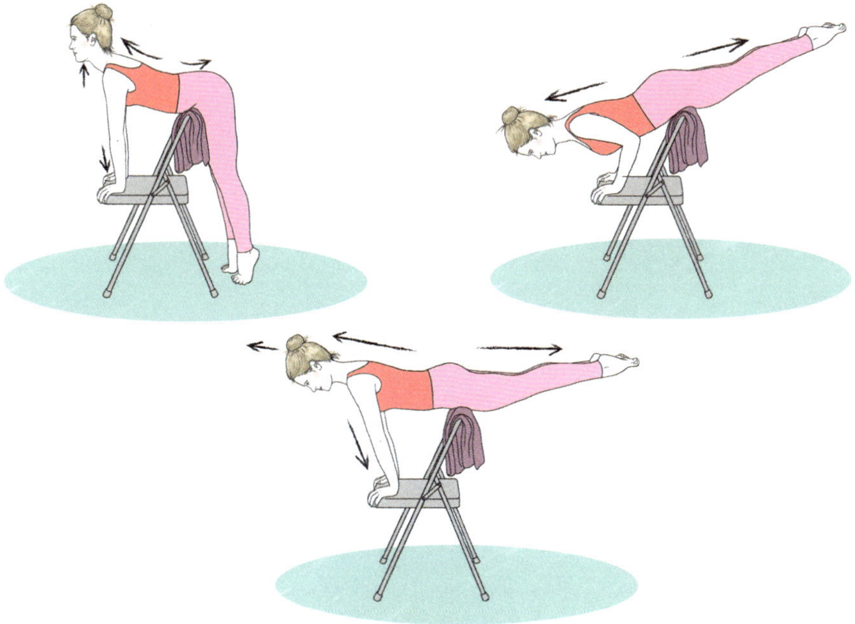

Halbmond

Den Energieanstieg stabilisieren

1. Stelle dich seitlich so neben den Stuhl, dass er sich rechts neben dir befindet. Lege den rechten Ellenbogen auf die Sitzfläche und winkle das rechte Bein an. Lege die linke Hand auf die linke Hüfte. Drehe linke Schulter und Hüfte weit nach oben auf.
2. Hebe das linke Bein in die Waagrechte. Der Abstand zwischen dir und dem Stuhl muss so groß sein, dass dein Körper parallel zum Boden ist. Das Standbein steht gerade unter der Hüfte, der auf der Sitzfläche angewinkelte Ellenbogen befindet sich unterhalb der Schulter.
3. Strecke den linken Arm Richtung Himmel. Der Körper bildet vom Kopf bis zur linken Ferse eine Linie, parallel zum Boden. Beide Hüften sind in einer Linie. Kippe das Steißbein nach vorne und ziehe den Bauchnabel zur Wirbelsäule. Achte auf die Dehnung des angehobenen Arms. Spüre, wie sich Stabilität und Energie verankern. Halte die Asana 5 Atemzüge, wechsle dann die Seite.

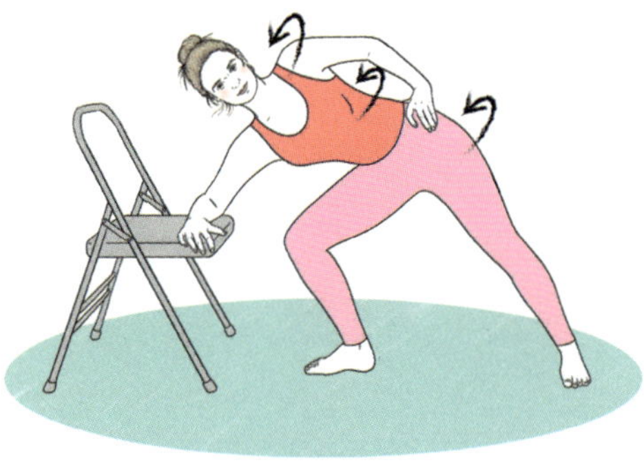

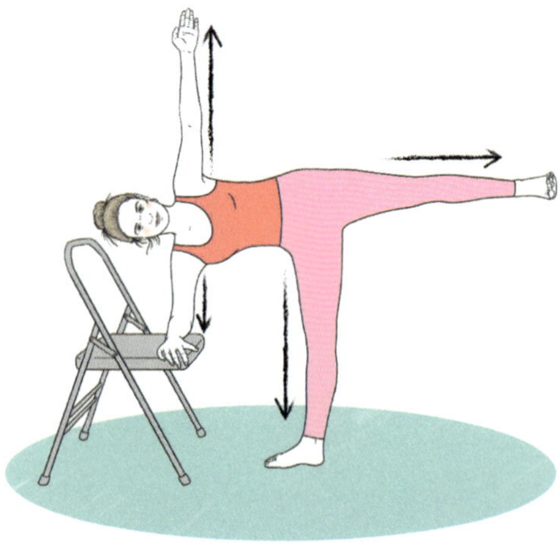

In Aktion treten

Die Bewegung in allen Körperzellen verankern

1. Für diese Meditation schlagen wir vor, die Haltung des »ruhenden Adlers« einzunehmen. Lege die linke Hand auf die rechte Schulter und die rechte Hand auf die linke Schulter. Die beiden Ellenbogen kreuzen sich und liegen übereinander auf der Brust. Der Rücken ist gerade, aber nicht starr, und liegt an der Rückenlehne an. Das Gewicht der Hände sowie das der Ellenbogen, die in Richtung Knie zeigen, ziehen die Schultern nach unten.
2. Spüre der Energie nach, die durch deinen Körper fließt.

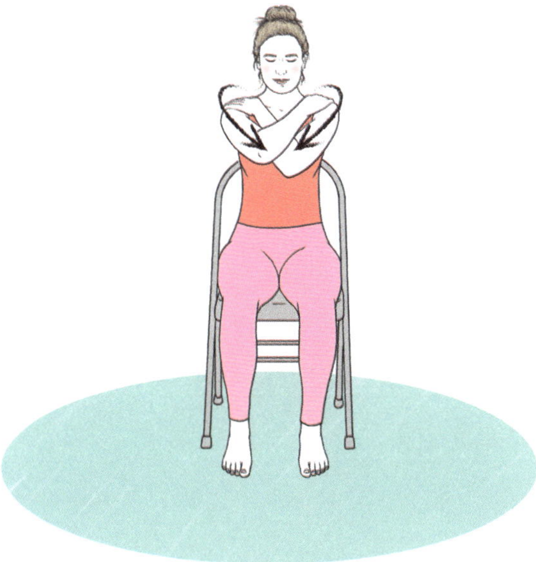

Scanne den QR-Code, schließe die Augen, entspanne deinen Körper und lasse dich ganz auf die Meditation ein.
m-vg.de/link/stuhlyoga_11

ANHANG

SCHLUSSWORT

Wir hoffen, dass dieses Buch dir genauso viel Gelassenheit, Freude und Körpergefühl schenkt, wie es uns bei seiner Entstehung beschert hat.

Wir haben die Übungen und Sequenzen in mehreren Etappen entwickelt und dabei immer mehr zu unserem wahren Ich und unserem Gleichgewicht gefunden. Das ist gut, denn nur so können wir all das, was uns beeinflusst hat und immer noch in uns wirkt, bestmöglich weitergeben.

Ganz besonders wichtig ist uns die Umsetzung in die Praxis.

Uns liegt es am Herzen, Menschen ohne Druck und Zwang wieder zu mehr Bewegung zu motivieren und ihnen die nötigen Werkzeuge an die Hand zu geben, damit sie sich so lebendig fühlen können, wie ihr Körper es ihnen sagt. So kann man sich mit seinem Körper versöhnen, ihn lieben und ihm besser zuhören.

Wir sind überzeugt, es kostet gar nicht so viel Mühe, eine positive Spirale in Gang zu setzen und die tiefe Weisheit unserer Zellen und die natürliche Intuition unseres Körpers wieder zu aktivieren und zu spüren.

Scanne den folgenden QR-Code, um alle Meditationen auf einen Blick zu haben.
m-vg.de/link/stuhlyoga_12

ÜBER UNS

Jede von uns hat sich im Laufe ihres Lebens individuell in verschiedenen Disziplinen weitergebildet: Sophrologie, Meditation, Energetik, Improvisationstheater und Tanz.

2015 haben wir uns bei einer Yogafortbildung kennengelernt und sind seitdem unzertrennlich. Im Laufe der Jahre haben wir in vielen Kursen, Fortbildungen und Workshops gelernt, auf unsere eigenen Gefühle zu hören und unsere eigenen Fähigkeiten und Grenzen zu respektieren.

Wir legen Wert darauf, unsere Schüler zu beobachten und auf ihr Feedback während und nach der Übungsstunden zu hören. Auf diese Weise haben wir unseren Yogaansatz verfeinert und geprägt, indem wir das tiefe Empfinden jedes Einzelnen in den Mittelpunkt unserer Praxis und unseres Unterrichts gestellt haben. Da jeder Körper und jeder Mensch anders ist, da wir uns mit jedem Lebensabschnitt und jeder Herausforderung weiterentwickeln und verändern, gibt es im Yoga keine absoluten Wahrheiten oder unveränderlichen Regeln, sondern nur die eigenen.

Mehr über uns findest du hier (in französischer Sprache):

Facebook: monyoga.i.p
Instragram: mon.yo.ga/
Youtube: Mon yoga avec Ingrid et Priscilla

ÜBUNGSREGISTER